MICHELLE LAWIN
@koerperwandel

Fix yourself

Deine 2-Minuten-Physiotherapie

Das Leben ist Training und stetiges Wachstum!

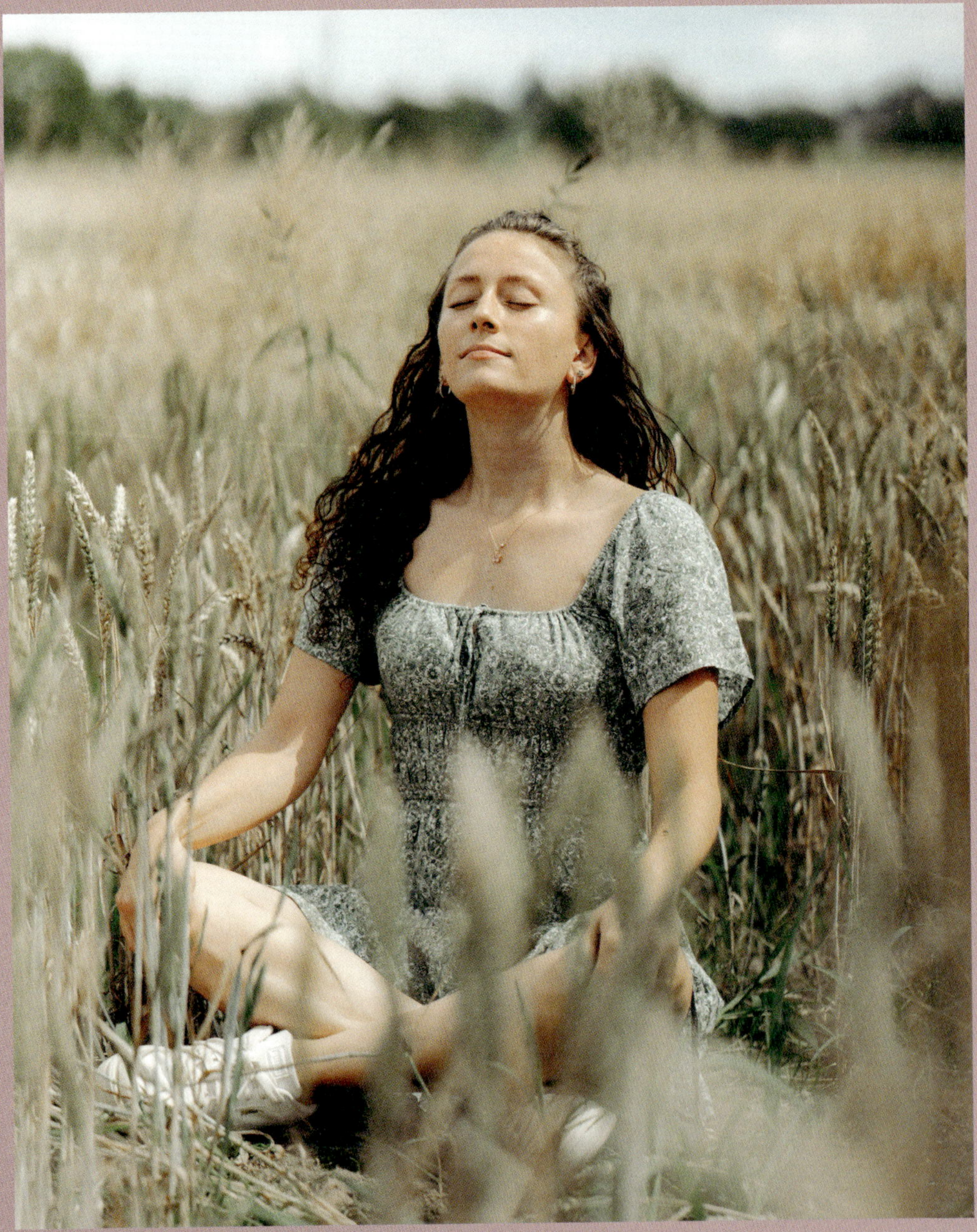

MICHELLE LAWIN
@koerperwandel

Fix yourself

Deine 2-Minuten-Physiotherapie

MIT EINFACHEN ÜBUNGEN
Beschwerden von Kopf bis
Fuß effektiv lindern

riva

Inhalt

Kapitel 3

Anhang

Mein Weg in die Selbstwirksamkeit

Als ich in meiner Jugend von vielen Beschwerden geplagt wurde, war ich in meiner Lebensqualität sehr eingeschränkt und wollte nicht, dass mein Leben so weitergeht. Ich wachte bereits mit Beschwerden und Angst auf und mein ganzer mein ganzer Alltag und meine Hobbys wurden von meinen Schmerzen beeinflusst. Die Diagnosen waren vielfältig: Facettengelenksarthrose, Probleme mit dem Iliosakralgelenk, ausstrahlende Schmerzen in die Beine, ein kribbelnder Zeh, Bandscheibenvorfall in der Halswirbelsäule, ausstrahlende Probleme bis in die Hände, Skoliose und Beckenschiefstand. Auch Tinnitus, permanente Kopfschmerzen und Verspannungen im Rücken waren meine ständigen Begleiter.

Während der Abiturzeit kam noch das viele Sitzen dazu. Zum Ausgleich habe ich viel trainiert und mir verschiedene Übungen aus dem Netz zusammengesucht. Doch es wurde und wurde einfach nicht besser – manchmal sogar noch schlimmer: noch mehr Frust, noch weniger Motivation. Erst viel später habe ich verstanden, dass ich falsch trainiert habe.

Nach vielen erfolglosen und nicht-Ursachen-orientierten Behandlungen wusste ich, dass ich nicht länger auf Ärzte, Spritzen und Medikamente angewiesen sein wollte. Stattdessen suchte ich nach alternativen Lösungen, um nicht mein Leben lang unter Schmerzen oder Verspannungen zu leiden. Im Biologieunterricht lernte ich die Macht des Körpers und der Selbstheilung kennen und war sofort begeistert.

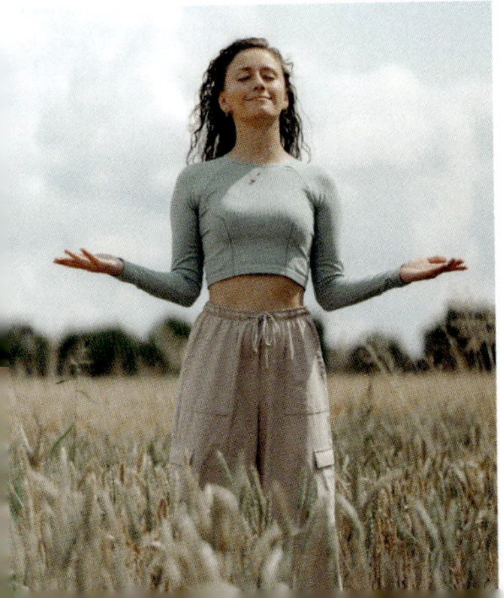

Auf der Suche nach dem richtigen Weg stieß ich auf die Physiotherapie. Schockverliebt in ihre Ansätze entschied ich mich für die Ausbildung. Doch nach zehn Jahren leidenschaftlichen Arbeitens mit und für Menschen wollte ich mehr, denn die Probleme meiner Patienten kamen häufig wieder. Ich wollte einen Weg finden, um Betroffenen langfristig zu helfen. Ich erkannte, dass unsere Gewohnheiten unser Hier und Jetzt bestimmen und dass wir uns selbst helfen müssen, um dauerhaft gesund zu werden und zu bleiben. Auch die aktuelle Studienlage, mit der ich mich auseinandergesetzt habe, belegt dies.

Das ist meine Leidenschaft und mein Antrieb: Ich kenne den Weg und will ihn mit so vielen Menschen wie möglich teilen, um ihnen das Beste mitzugeben. Ich bin davon überzeugt, dass es enorm wichtig ist, die Verantwortung für die eigene Gesundheit zu übernehmen und zu wissen, wie man sich am besten selbst helfen kann. Dazu will ich ermutigen und meine Lösung verraten – mit effektiven und kurzen 2-Minuten-Übungen.

Heute kann ich mich frei bewegen, meine Schmerzen und sogar mein Tinnitus sind weg. Ich habe die Macht über meinen Körper zurückerobert. Ich kann bestimmen, wie ich mich bewege. Obwohl ich hypermobil bin und meinem Körper die Grundstabilität fehlt, lebe ich beschwerdefrei. Ich habe gelernt, die Ursachen – und nicht nur die Symptome – zu behandeln und auf die feinen Signale meines Körpers zu hören.

Das ist auch das Ziel meines Buchs: Ich will dir zeigen, wie du mit wenigen Minuten täglich deine Gesundheit verbessern und deine Lebensqualität steigern kannst. Hier teile ich meine Erkenntnisse und Erfahrungen mit dir, um dich zu ermutigen und dich zu lehren, wie du dir selbst helfen kannst. Denn nicht immer ist jemand da, um dir zu helfen. Bist du selbst dazu in der Lage, hast du mehr Kontrolle und kannst deine Situation direkt verbessern.

Ich konzentriere mich in diesem Buch auf einfache, wirksame Übungen, die dir helfen, gesünder und stärker zu werden. Ich wünsche dir viel Spaß dabei, deinen Körper (neu) kennenzulernen, ihn zu verstehen und zu pflegen – er ist das Wichtigste, das wir haben. Schenke ihm Liebe und Achtsamkeit!

Deine Michelle

Was dich in diesem Buch erwartet: dein Körperwandel

Mit diesem Buch möchte ich dir die Macht über deinen Körper zurückgeben. Natürlich kann ein Buch allein nicht alle Probleme lösen und alle Ursachen beseitigen. Allein die Themen Ernährung und Stress würden mehrere Bücher füllen. Dieses Buch wird also keine sofortigen Wunder bewirken, aber es gibt dir ein Werkzeug zur Selbsthilfe an die Hand. Mein Wissen ist nicht (nur) Schulwissen, sondern beruht viel auf eigener Erfahrung. Ich habe meinen Weg aus den Schmerzen gefunden, der effektiv und dauerhaft hilft. Nun will ich dich dafür begeistern, damit du wieder eins mit deinem Körper wirst und deine Selbstliebe zurückgewinnst. Außerdem will ich dir zeigen, was dein Körper dir sagt, wie du es verstehst und wie du die Kontrolle über deinen Körper zurückbekommst.

Durch den Körperscan (siehe Seite 64 und 69) lernst du, die Signale deines Körpers wieder wahrzunehmen und zu deuten. So gelingt es dir, zu verstehen, warum gewisse Haltungen und Bewegungen schmerzhaft sind oder Beschwerden auslösen und wie du diese Blockaden lösen kannst. Vielleicht wird dir auch bewusst, dass deine Schmerzen nicht da entstehen, wo sie zu spüren sind, oder dass mehrere Faktoren Einfluss auf dein Wohlbefinden haben. Nimm dir die Zeit, auf deinen Körper zu hören und individuell deine ganz eigene Bewegungsroutine zu erstellen, die für deinen Körper genau das Richtige ist.

Der bunte Strauß an Übungen in diesem Buch ist wie ein Werkzeugkasten, der dir je nach individueller Konstitution und Situation das richtige Training bietet, sodass du deine Schmerzen reduzieren und eine nachhaltige Routine aufbauen kannst – Stück für Stück. Hast du Beschwerden oder Schmerzen, führe den Scan durch, identifiziere die »Problemzone« und/oder die Ursache, suche dir die richtige Übung – und schon geht es dir ein klein wenig besser und du kommst besser durch den Tag. Allein das Wissen um diese »Macht« kann schon Verbesserung bewirken, weil Glückshormone ausgeschüttet werden und für eine erste Entspannung sorgen. Du spürst, wie gut dir die Übung tut, und bleibst dran.

Da oft der erste Schritt das größte Hindernis ist und wir alle wenig Zeit haben, habe ich mich entschieden, die Übungen so anzulegen, dass sie in ungefähr 2 Minuten zu machen sind. Sieh die Zeit nicht als strikte Vorgabe, sondern verstehe sie im übertragenen Sinn. Eine Übung kann auch mal 3 Minuten dauern – oder nur eine. Wichtig ist mir, dass du am eigenen Körper spürst, wie viel du in kurzer Zeit und mit vielen kleinen Schritten erreichen kann. 2 Minuten machen den Unterschied.

Nimm dir tagsüber immer mal wieder 2 Minuten Zeit und integriere die kleinen Übungen in deinen Alltag. Wenn du dich gleich morgens oder in der Mittagspause bewegst, können sich die Spannungen vom vielen Sitzen und der Stress erst gar nicht richtig festsetzen. Du wirst merken, dass dein Körper immer weiter machen will, wenn du erst einmal angefangen hast und die positiven Effekte spürst.

Ich möchte dir aber nicht nur Übungen an die Hand geben, sondern auch das Wissen, um deinen Körper und die Zusammenhänge zu verstehen. Denn der Körper ist ein komplexes System und Schmerzen sind oft multifaktoriell. Du bekommst mit diesem Buch also eine Art »Körperführerschein«, damit du Beschwerden eigenständig lindern und präventiv trainieren kannst. Allein dieses Wissen kann schon Verbesserungen bewirken.

Ich halte das Buch bewusst einfach, damit du optimal davon profitierst. Dazu verzichte ich auf komplizierte Erklärungen und Fachbegriffe, die keiner kennt. Ich bemühe mich, alles verständlich und alltagsnah zu erklären, um dir die bestmöglichen Voraussetzungen für deinen Weg zur Schmerzfreiheit mitzugeben.

Bist du bereit, deinen Körper und dich selbst an erste Stelle zu stellen? Bist du bereit für den Wandel? Dann lass uns loslegen!

So nutzt du dieses Buch am besten

Um optimal von diesem Buch profitieren zu können, empfehle ich dir, zuerst Kapitel 1 »Den Körper verstehen« zu lesen. Mit dem Wissen um die Zusammenhänge und Funktionsweisen des Körpers erhältst du ein noch besseres Verständnis für deine Beschwerden und Schmerzen und auch für die Übungen, die dir dabei helfen, dein Wohlbefinden zu steigern.

Im nächsten Schritt kannst du mithilfe des Körperscans herausfinden, wo der Schuh drückt. Gehe achtsam durch deinen Körper und versuche, die Signale, die dein Körper dir gibt, wahrzunehmen. Unser Körper arbeitet nicht gegen uns, sondern für uns. Er will uns mit dem Schmerz warnen, damit wir etwas verändern, bevor es noch schlimmer wird.

Du kannst den Körperscan in Ruhe (siehe Seite 64) wie eine Meditation durchführen oder in Bewegung (siehe Seite 69). Dabei werden alle Körperteile einmal bewegt, um zu sehen, wo Einschränkungen, Verspannungen, Schmerzen oder Beschwerden sind. Ich gebe dir bei den Körperscan-Übungen immer genau an, auf welche Stellen und Empfindungen du achten sollst. Der Körperscan in Bewegung ist häufig für Anfänger leichter, besonders wenn du vor einem Spiegel trainierst und sehen kannst, welche Bewegungen gut klappen, welche nicht und wo es vielleicht auch Unterschiede zwischen den beiden Körperseiten gibt.

Du lernst beim Körperscan außerdem, wieder auf die Signale deines Körpers zu hören. Versuche daher, dir Zeit und Ruhe dafür zu nehmen. Mit etwas Übung gelingt es dir so, auch im Alltag wieder achtsamer mit dir und deinem Körper umzugehen, damit du die Signale rechtzeitig wahrnimmst und reagieren kannst.

Hast du durch den Körperscan identifiziert, wo die Probleme liegen, suchst du dir aus dem Übungsteil eine passende Übung. Dazu sind die Übungen von Kopf bis Fuß in Körperregionen eingeteilt und mit ihren positiven Effekten aufgeführt. Auch die Bewegungen aus dem Körperscan in Bewegung sind oft schon eine erste Übung zur Schmerzlinderung.

Ganz wichtig ist mir, dass du an der Ursache arbeitest und nicht an den Symptomen, denn das bringt langfristig keine Besserung. Natürlich gibt es im Buch auch ein paar Übungen, die auf eine einfache, schnelle und kurzfristige Schmerzlinderung abzielen.

Um langfristig beschwerdefrei zu leben, ist es enorm wichtig, ganzheitlich zu arbeiten. Dazu gehört zum einen, dass der ganze Körper bewegt wird, zum anderen aber auch, dass du in alle anderen Bereiche deines Lebens schaust. Hast du Stress, der sich auf deine Gesundheit und dein Wohlbefinden auswirkt? Wie sieht es mit deiner Ernährung aus, ist sie ausgewogen und gesund? Kümmerst du dich ausreichend um Auszeiten und um dein soziales Leben? Du hast es in der Hand, dein Wohlbefinden und deine Beweglichkeit zu verbessern.

Dieses Buch baut dich Stück für Stück auf und gibt dir durch die Übungen Energie und Lebensqualität zurück. Dabei braucht es nicht viel – nur 2 Minuten zwischendurch, und eine Übung, die auf vielen Ebenen wirkt: Sie kann Schmerzen lindern, die Konzentration und die Leistung steigern und die Stimmung heben.

Du wirst merken, wie viel du eigentlich selbst bewirken kannst. Es ist wie ein Geschenk an dich selbst, das dir niemand anderes machen kann. Jede Übungseinheit, die du deinem Körper gönnst, ist gleichzeitig eine kleine Auszeit, die Körper und Geist guttut. Ich wünsche dir, dass du diese kleinen Me-Times genießen kannst und die Übungen dir viel Lebensqualität zurückgeben.

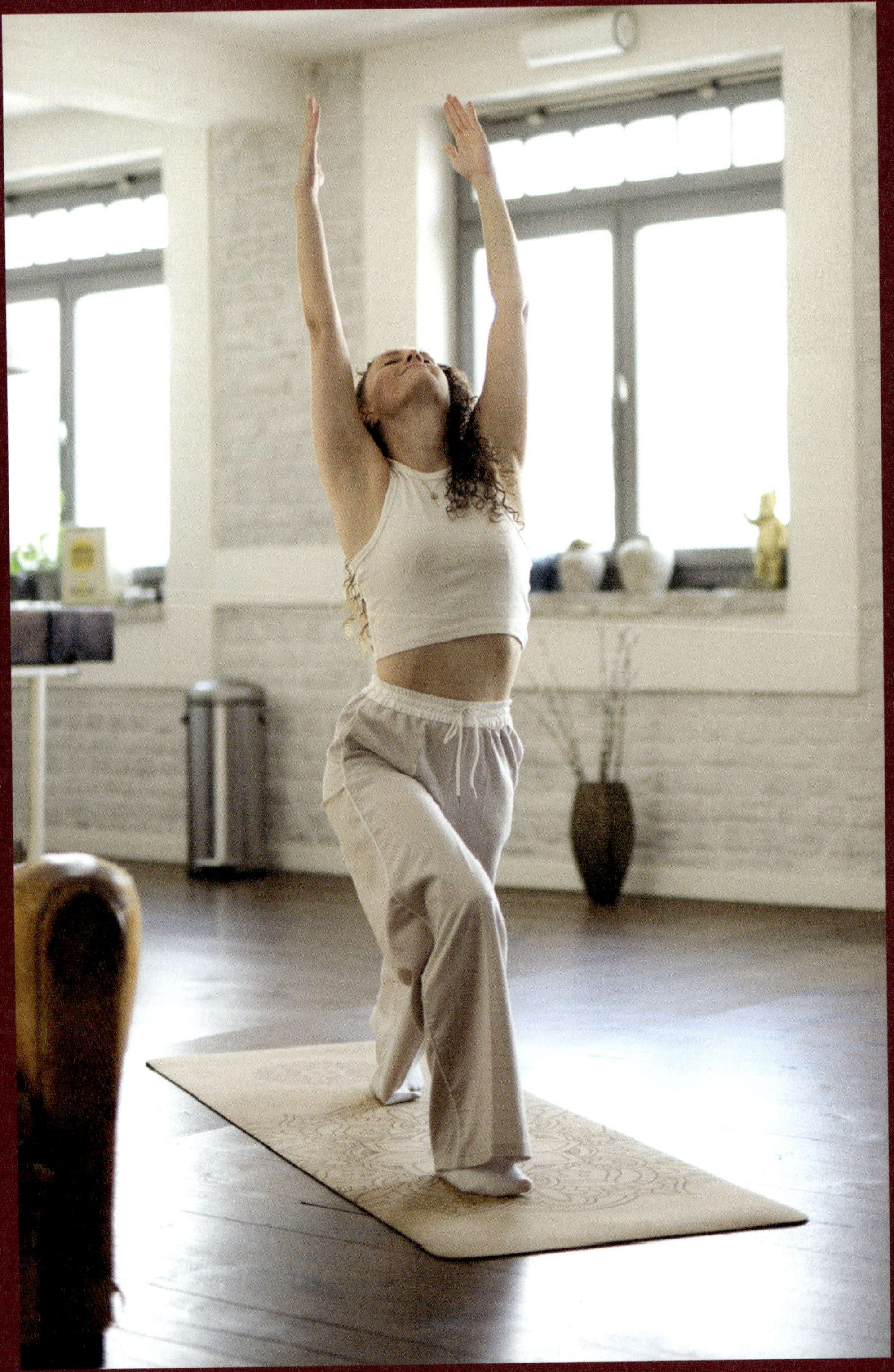

KAPITEL 1

Den Körper verstehen

Lerne deinen Körper kennen: Von Kopf bis Fuß hängt alles zusammen

Stelle dir vor, du kaufst ein neues Auto. Würdest du einfach losfahren, ohne die Bedienungsanleitung zu lesen, ohne zu wissen, wie man tankt, den Ölstand prüft oder die wichtigsten Warnleuchten interpretiert? Wahrscheinlich nicht. Du würdest dich informieren, um das Potenzial deines Autos voll auszuschöpfen und es langfristig zu pflegen.

Doch ironischerweise gehen wir mit dem komplexesten, wertvollsten und leistungsfähigsten »Gefährt« unseres Lebens oft genau so um: unserem eigenen Körper. Wir leben in ihm, nutzen ihn täglich, aber wissen oft erstaunlich wenig über seinen inneren Aufbau, seine Funktionsweise und die unglaublichen Zusammenhänge, die ihn zum Meisterwerk machen. Dieses Buch ist deine Gebrauchsanweisung – für dich selbst. Es ist Zeit, deinen Körper kennenzulernen und die Zusammenhänge und Funktionsweisen zu verstehen.

Unser Körper ist unglaublich komplex und kann viele Fehlhaltungen, Verspannungen und Belastungen kompensieren. Diese Zusammenhänge zu verstehen ist wichtig, denn Beschwerden haben nicht immer ihre Ursache dort, wo sie auftreten. So können beispielsweise Schulterschmerzen durch Stress, falsche Bewegungen oder sogar Verspannungen in den Füßen ausgelöst werden. Probleme an den Füßen können sich bis zu den Augen, dem Nacken und dem Kiefer auswirken. Häufig ist nicht nur ein Muskel für Beschwerden verantwortlich, sondern mehrere Muskelgruppen.

Der Körper funktioniert wie ein Uhrwerk, alles greift ineinander und ist miteinander verbunden. So stabilisieren Muskeln und Bänder die Gelenke, die Faszien sind die Verbindungen im ganzen Körper. Wirbelsäule und Blutgefäße versorgen Organe und Muskeln. Sich das Wissen um diese Zusammenhänge anzueignen, ist der erste Schritt, um Lösungen für die eigenen Beschwerden zu finden und sich selbst zu ermächtigen, beschwerde- und schmerzfrei zu leben. Das Wissen um diese Macht ist bereits der erste Schritt zur Verbesserung. Daher lernst du in den nächsten Kapiteln den Aufbau deines Körpers und das Zusammenspiel aller Akteure besser kennen.

Der Aufbau deines Bewegungsapparats: mehr als Knochen und Muskeln

Dein Bewegungsapparat ist die Grundlage für jede Interaktion mit deiner Umwelt. Er ermöglicht dir, aufzustehen, zu gehen, dich zu bücken, zu tragen – kurz gesagt, er ermöglicht dir Bewegung. Wie man inzwischen weiß, besteht unser Bewegungsapparat aus den folgenden vier Bausteinen:

- **Knochen** sind das stabile Gerüst, das deinem Körper Form und Halt gibt und deine inneren Organe schützt.
- **Gelenke**, die Verbindungsstücke zwischen deinen Knochen, ermöglichen Bewegungen in verschiedene Richtungen. Sie sind komplexe Wunderwerke aus Knorpel, Gelenkflüssigkeit und Kapseln, die ein reibungsloses Gleiten der Gelenkflächen gewährleisten.
- **Muskeln** sind dein Motor und erzeugen Kraft und Bewegung, indem sie sich zusammenziehen und entspannen. Jeder Muskel hat eine spezifische Aufgabe, aber kein Muskel arbeitet jemals isoliert, sondern braucht immer einen Gegenspieler.
- **Faszien** sind die Bindegewebsstrukturen, die den ganzen Körper durchziehen und wie ein Netzwerk alles im Körper verbinden. Sie stützen unseren Körper und umhüllen Gelenke und Muskeln. Da die Faszien oft vergessen oder aufgrund von fehlendem Wissen falsch behandelt werden, schauen wir sie uns mal genauer an.

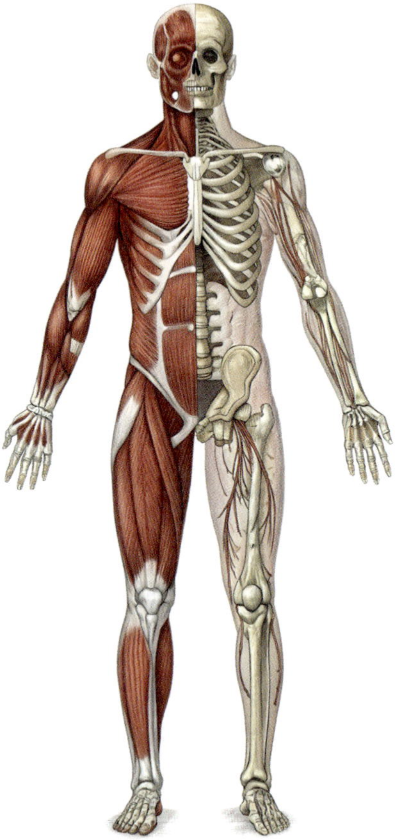

Darstellung der menschlichen Anatomie: Die rechte Seite zeigt das Skelettsystem mit Blutgefäßen, während die linke Seite das Muskelsystem darstellt.

Faszien: das verbindende Netz des Körpers

Faszien kannst du dir wie ein dreidimensionales, elastisches und unglaublich sensibles Spinnennetz vorstellen, das deinen gesamten Körper von Kopf bis Fuß durchzieht, umhüllt und verbindet. Sie sind keine einzelne Struktur, sondern eine zusammenhängende Bindegewebsstruktur, die jeden Muskel, jede Muskelfaser, jedes Organ, jede Sehne, jedes Band und sogar jeden Nerv umhüllt. Sie sind die »Verpackung« dieser Körperteile und gleichzeitig das »Kommunikationssystem«, das Kräfte im ganzen Körper überträgt. Da es sich eigentlich um eine einzige zusammenhängende Struktur handelt, ist auch oft die Rede von »der Faszie«.

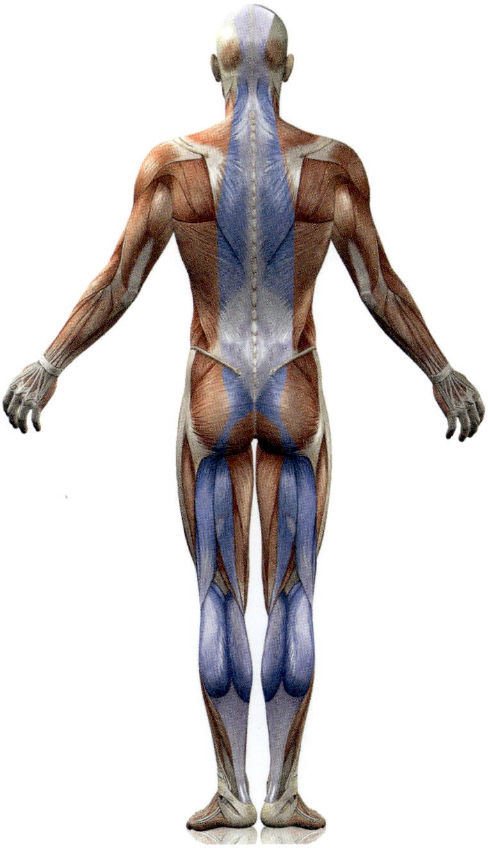

Die dorsale Faszienkette ist ein durchgängiges Netzwerk, das sich von der Plantarfaszie (am Fußballen) über den gesamten Rücken bis zur Stirnfaszie (im Augenbrauenbereich) erstreckt. Daher kann sich eine Einschränkung in einem Bereich auf den gesamten Körper auswirken.

Die Faszie sorgt für Gleitfähigkeit und Beweglichkeit. Gesunde Faszien erlauben Muskeln und Organen, reibungslos aneinander vorbeizugleiten. Verklebungen in den Faszien hingegen führen zu Steifheit und Schmerzen. Außerdem beeinflusst die Faszie maßgeblich deine Körperwahrnehmung. Faszien sind reich an Nervenenden und Sensoren (sogenannten Propriozeptoren), die deinem Gehirn ständig Informationen über die Position, Spannungen und Bewegungen deines Körpers liefern. Sie sind also direkt mit deinem Nervensystem verbunden und spielen eine entscheidende Rolle dabei, wie du Schmerz empfindest und wie sich dein Körper anfühlt.

Eine Bewegung oder eine Verspannung an einer Stelle des Netzes wirkt sich auf andere, oft weit entfernte Bereiche aus. Das erklärt, warum ein Problem in deinem Fuß Schmerzen im Nacken verursachen kann – die Faszie »zieht« die Spannung weiter. Dieses Konzept wird in der Wissenschaft oft als *Tensegrity* beschrieben, ein Zusammenspiel von Zug- und Druckkräften, die dem Körper Stabilität und Flexibilität verleihen. Faszien und Muskeln gemeinsam bilden ein kontinuierliches, dreidimensionales Netzwerk durch den Körper, in dem Kräfte übertragen und verteilt werden – von der Oberfläche bis ins Innerste und durch den gesamten Körper. Wenn man diese Struktur also an einem Punkt belastet, verteilt sich der Druck über die ganze Struktur und kann so Schmerzen an einer ganz anderen Stelle des Körpers verursachen – meist am schwächsten Punkt.

Wenn beispielsweise deine Wadenmuskulatur chronisch verspannt ist – vielleicht durch falsches Schuhwerk oder eine ungewohnte Belastung –, kann diese Spannung über die oberflächliche Rückenlinie der Faszienkette nach oben ziehen. Diese Kette verläuft über die Rückseite deiner Beine, deines Rückens, deines Nackens und sogar über deinen Kopf. Die Folge? Ein unerklärlicher Zug im Nacken, Kopfschmerzen oder sogar Kieferverspannungen, obwohl das ursprüngliche Problem meilenweit entfernt, nämlich im Fuß, liegt.

Der Dominoeffekt: Eine Blockade, Schwäche oder Verspannung an einem Punkt dieser Kette verändert die gesamte Spannung im System. Dein Körper ist dabei Meister der Anpassung und entwickelt Kompensationsmuster, um die Funktion aufrechtzuerhalten. Doch diese Kompensationen sind energieaufwendig und führen im Laufe der Zeit zu Überlastungen und Schmerzen in den kompensierenden Bereichen. Dein Schmerz am Nacken ist dann oft nicht das Problem selbst, sondern die clevere, aber schmerzhafte Lösung deines Körpers, um eine weiter unten liegende Fehlstellung oder Spannung auszugleichen.

Gravitation, Haltung und Kompensation

Die Schwerkraft wirkt konstant auf deinen Körper. Deine Körperhaltung ist die Art und Weise, wie du dieser Kraft entgegenwirkst und dich im Raum organisierst. Schon kleine Abweichungen von einer optimalen Ausrichtung – ein leicht nach vorne geneigter Kopf, der wie eine Bowlingkugel für den Nacken wirkt, ein in sich zusammengesunkener Oberkörper oder ein schiefes Becken – erzeugen eine sofortige Kettenreaktion der Kompensation entlang deiner Faszienketten.

Besonders die Verbindung zwischen Kopf, Nacken und Kiefer ist sensibel. Eine nach vorne geschobene Kopfhaltung kann den Kiefergelenkmechanismus massiv beeinflussen, da die Nackenmuskulatur beim Versuch, den Kopf in Position zu halten, überlastet wird. Dies kann zu Zähneknirschen, Kiefergelenkschmerzen und sogar Tinnitus führen. Umgekehrt können Kieferverspannungen über die Faszien und Nerven auch Nacken- und Kopfschmerzen auslösen.

Das Verständnis dieser Kettenreaktionen ermöglicht es dir, nicht nur das Symptom zu behandeln, sondern die wahre Ursache anzugehen. Du erkennst, dass deine Schmerzen oft das Ergebnis einer über längere Zeit entstandenen Dysbalance sind, die durch das bewusste Lösen von Spannungen an einer Stelle das gesamte System entlasten kann.

Das oberste Ziel ist allerdings nicht eine aufgerichtete Haltung, sondern Schmerzfreiheit. Die Haltung sollte auf keinen Fall für Stress sorgen oder dich unter Druck setzen. Ein leichtes Hohlkreuz ist normal und ist für die Abfederung der Wirbelsäule wichtig. Akzeptiere den aktuellen Zustand und gehe kleine Schritte. Du musst nicht den ganzen Tag aufrecht sitzen. Viel wichtiger ist, dass du dem Körper Bewegung und Abwechslung gibst. Womöglich bleibt ein stärkeres Hohlkreuz oder eine gebeugte Haltung – viel wichtiger aber ist, dass die Schmerzen verschwinden, und daran kannst du tagtäglich arbeiten.

Propriozeption: dein innerer Kompass

Die Propriozeption ist die Fähigkeit des Körpers, seine Position und Bewegung wahrzunehmen, ohne dass du hinsiehst. Spezielle Sensoren in Muskeln und Gelenken senden ständig Informationen an dein Gehirn, das somit deine Bewegungen präzise steuern und das Gleichgewicht halten kann. Das ist besonders wichtig, weil ein gut geschulter innerer Kompass mehr Stabilität, Sicherheit und Koordination bringt. Besonders bei Schmerzen kann diese Wahrnehmung gestört sein.

Das Tolle: Deine 2-Minuten-Übungen trainieren diesen Kompass ganz automatisch! Ein Beispiel: Beim einbeinigen Springen verarbeitet dein Gehirn blitzschnell unzählige Infos: Wie müssen Fuß und Knie arbeiten, um nicht umzuknicken? Wie balancierst du die Arme aus? Diese feinen, unbewussten Anpassungen schulen deine Propriozeption und machen dich sicherer auf den Beinen. Durch dieses Training sendest du positive Signale an dein Gehirn (»Ich bin stabil!«), was gleichzeitig auch dein Schmerzalarmsystem beruhigen kann.

Das Zusammenspiel mit den Organen: dein inneres Ökosystem

Die Faszie ist auch die Brücke zwischen deinem Bewegungsapparat und deinen inneren Organen. Deine Organe liegen nicht einfach lose im Bauchraum, sondern sind über das Bindegewebe und die Faszie mit deiner Wirbelsäule, deinem Becken und deinem Brustkorb verbunden.

Eine schlechte Körperhaltung oder muskuläre Verspannungen können den Raum für deine Organe einschränken oder ihre fasziale Aufhängung beeinflussen. Dies kann indirekt ihre Funktion beeinträchtigen und zu diffusen Beschwerden führen.

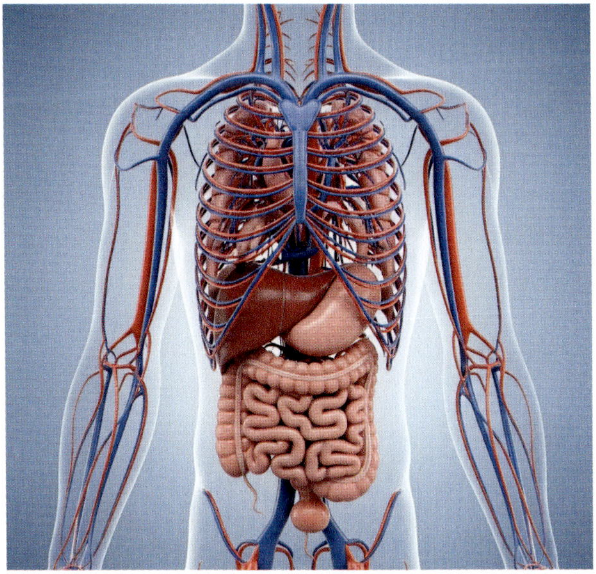

Ansicht der Organe und des Verdauungs- und Kreislaufsystems

Umgekehrt können auch Spannungen in den Organen oder Entzündungen über fasziale und nervale Verbindungen Schmerzen, sogenannte *viszerosomatische Reflexe*, im Bewegungsapparat auslösen, die man sonst nicht erklären kann. Zum Beispiel können Verdauungsprobleme zu Rückenschmerzen führen oder Herzprobleme können ausstrahlende Schmerzen in den Armen verursachen. Dein Nervensystem ist hier der zentrale Kommunikator.

Dein Darm: das »zweite Gehirn« und die Schaltzentrale deines Wohlbefindens

Von allen Organen spielt der Darm eine besonders wichtige Rolle, wenn es um dein Wohlbefinden geht. Er ist weit mehr als nur ein Verdauungsorgan er ist eine komplexe Schaltzentrale, die eng mit deinem Gehirn, deinem Immunsystem und sogar deiner Stimmung zusammenarbeitet. Manche nennen ihn sogar das »zweite Gehirn«.

Dein Darm beherbergt Billionen von Mikroorganismen, also Bakterien, Viren und Pilzen, die zusammen dein Darmmikrobiom bilden. Dieses individuelle Ökosystem ist wie ein Fingerabdruck und entscheidend für deine Gesundheit. Diese winzigen

Helfer zerlegen Ballaststoffe, produzieren Vitamine, wie B-Vitamine und Vitamin K, und kurzzeitige Fettsäuren, zum Beispiel Butyrat, die die wichtigsten Energiequellen für deine Darmzellen und darüber hinaus sind.

Dein Darm und dein Gehirn sind keine getrennten Systeme, sondern stehen über einen komplexen Kommunikationskanal in ständigem Austausch: die sogenannte Darm-Hirn-Achse. Der wichtigste »Kurier« auf dieser Ache ist der Vagusnerv (im Bild gelb). Er leitet die meisten Signale vom Darm zum Gehirn, was bedeutet, dass dein Bauch deinem Gehirn meldet, wie es ihm geht. Auch über Hormone und Neurotransmitter werden Informationen über die Darm-Hirn-Achse ausgetauscht. Bis zu 95 Prozent des Glückshormons Serotonin werden beispielsweise im Darm produziert. Ein gestörtes Darmmikrobiom kann daher die Produktion dieser Botenstoffe beeinflussen, was sich direkt auf deine Stimmung, dein Schlafverhalten und dein Stresslevel auswirken kann. Ängste, Depressionen oder einfach nur eine gedrückte Stimmung können hier ihren Ursprung haben. Ein ungesunder Darm kann auch die Schmerzschwelle senken oder Entzündungsreaktionen fördern, die Schmerzen im ganzen Körper verstärken.

Die Verbindung zwischen dem Darm und dem Gehirn erklärt also, warum Bauchgefühle so eng mit deiner Stimmung zusammenhängen. Mit den Übungen in diesem Buch kannst du gezielt positive Signale über den Vagusnerv an dein Gehirn senden und so dein körperliches und mentales Wohlbefinden steigern.

Ein Großteil deines Immunsystems (etwa 70 bis 80 Prozent) ist im Darm lokalisiert, dies kennt man als das sogenannte *GALT – Gut-Associated Lymphoid Tissue*. Dein Darm ist die erste Verteidigungslinie gegen Krankheitserreger und Toxine. Eine geschädigte Darmbarriere, als *Leaky Gut* bekannt, kann dazu führen, dass unerwünschte Stoffe in den Blutkreislauf gelangen und das Immunsystem chronisch aktivieren. Das kann Entzündungen im Körper fördern, die sich wiederum in Gelenkschmerzen, Hautproblemen oder allgemeiner Müdigkeit äußern können.

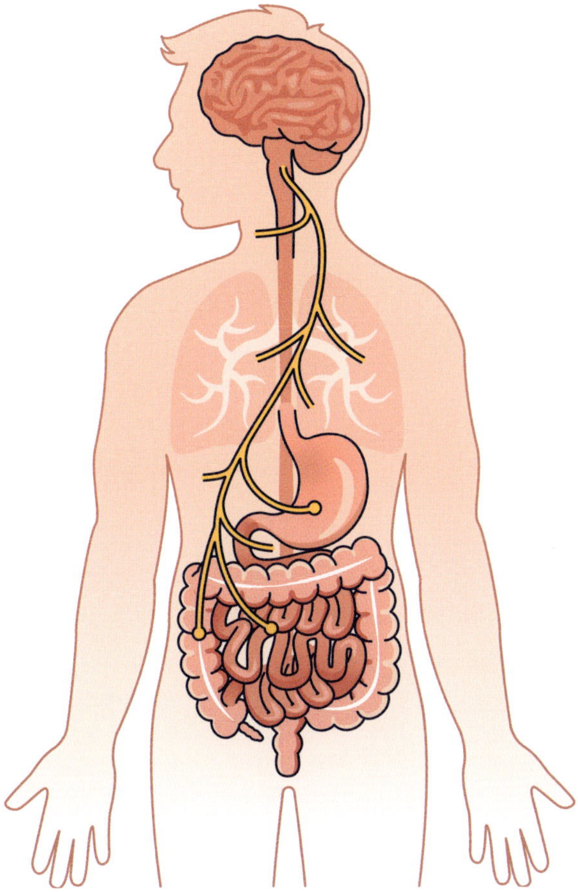

Die Darm-Hirn-Achse: dein innerer Kommunikationskanal

Ein gesunder Darm optimiert die Nährstoffaufnahme aus deiner Nahrung. Wenn dein Darm nicht richtig funktioniert, können wichtige Vitamine, Mineralien und Makronährstoffe nicht optimal aufgenommen werden. Die Folge: Mangel an Energie, chronische Müdigkeit und eine generelle Lustlosigkeit. Du fühlst dich schlapp und kommst nicht in die Gänge – und das hat dann direkte Auswirkungen auf deine Motivation zu Bewegung und zur Schmerzreduktion.

Ein gesunder Darm sorgt also für ausreichend Energie, Vitalität, Gesundheit sowie gute Laune – und hilft gleichzeitig dabei, Schmerzen zu reduzieren. Das erklärt, warum bei einer ganzheitlichen Betrachtung auch die Ernährung eine wichtige Rolle spielt.

Die Macht der Atmung: dein Anker von innen nach außen

Die Atmung ist weit mehr als nur Lufteinfuhr und -ausfuhr. Dein Zwerchfell, der Hauptatemmuskel, ist über Faszien eng mit deiner Lendenwirbelsäule, den Rippen und sogar mit der Beckenbodenmuskulatur verbunden. Daher wirkt deine Atmung immer auch auf den ganzen Körper (siehe Seite 55).

Eine flache, gepresste Brustatmung, oft durch langes Sitzen oder Stress bedingt, kann zu einer chronischen Verspannung des Zwerchfells führen. Dies wirkt sich auf die gesamte Rumpfmuskulatur aus, beeinträchtigt die Haltung und kann sogar die Beweglichkeit deiner Wirbelsäule und die Spannung in Nacken und Kiefer beeinflussen. Eine tiefe, entspannte Bauchatmung hingegen mobilisiert die Wirbelsäule, massiert sanft die inneren Organe, die ja ebenfalls über Faszien verbunden sind, entspannt den Beckenboden und beruhigt das gesamte Nervensystem. Es ist ein direkter, mächtiger Einfluss von innen nach außen, der deinen gesamten Körper entspannt und stabilisiert.

Die untrennbare Verbindung: dein Körper, dein Geist und dein Leben

Wir haben bereits die physischen Verbindungen in deinem Körper und die tiefgreifende Wirkung deines Darms auf dein Wohlbefinden beleuchtet. Doch für eine ganzheitliche Betrachtung dürfen auch weitere, oft unterschätzte, aber sehr wichtige Faktoren nicht außer Acht gelassen werden: deine Psyche, deine Gedanken und dein Lebensumfeld.

Deine Psyche

Dein Körper und dein Geist sind keine getrennten Einheiten, die zufällig nebeneinander existieren. Sie sind über komplexe neurobiologische und biochemische Wege untrennbar miteinander verbunden. Was in deinem Kopf vorgeht, wirkt sich auf deinen Körper aus – und umgekehrt. Jeder kennt das: Stress schlägt sich häufig als An- und Verspannung im Körper nieder, wir beißen die Zähne zu fest zusammen und knirschen sogar im Schlaf mit den Zähnen, wir ziehen die Schultern hoch und die Augenbrauen zusammen.

Deine Gedanken und Überzeugungen sind nicht nur flüchtige Ideen. Sie haben eine direkte physiologische Wirkung. Ein chronisch negativer Gedankengang, ständiges Grübeln oder pessimistische Erwartungen aktivieren permanent dein Stresssystem (*Sympathikus*) und dein Körper aktiviert den sogenannten *Kampf-oder-Flucht-Modus*. Das war früher eine sehr hilfreiche und überlebenswichtige Fähigkeit: Wenn wir in der Steinzeit einem Säbelzahntiger begegneten, machte sich der Körper bereit zur Flucht oder zum Angriff, der Körper schüttete Stresshormone aus. War die Gefahr vorüber, konnte die Stressreaktion abebben und die Ruhephase beginnen. Durch den permanenten Stress heutzutage fehlen vielen Menschen aber genau diese Ruhephasen, in denen die Stresshormone abgebaut werden und der Körper entspannen kann.

Wenn dein Nervensystem ständig im Alarmzustand ist, führt das zu chronischer Muskelanspannung, erhöhter Schmerzempfindlichkeit, schlechterer Durchblutung und einer verminderten Regeneration. Du ziehst die Schultern hoch, dein Kiefer ist angespannt, deine Atmung wird flacher – dein Körper spiegelt deine innere Anspannung. Das ist auch der Grund, warum chronischer Stress oder Ängste oft zu Rücken-, Kopfschmerzen oder Magenproblemen führen, selbst wenn nicht direkt eine physische Ursache erkennbar ist. Deine Gedanken formen dein Hier und Jetzt und beeinflussen dein körperliches Wohlbefinden.

Gerade im Zusammenhang mit Schmerzen spielt die Psyche eine zentrale Rolle. Wenn du Angst vor (einer bestimmten) Bewegung hast oder dir Sorgen machst, dass ein Schmerz nie wieder verschwindet, verstärkt dein Gehirn diese Schmerzsignale. Es ist ein Teufelskreis: Angst führt zu mehr Anspannung, mehr Anspannung zu mehr Schmerz und mehr Schmerz wiederum zu mehr Angst.

Dein Gehirn hat die Fähigkeit, sich lebenslang anzupassen und zu verändern – das nennt man Neuroplastizität. Wenn also Schmerzen chronisch werden, kann sich das regelrecht in dein Schmerzgedächtnis »einbrennen«. Die gute Nachricht aber ist: Das Gehirn ist in der Lage, wieder umzulernen. Jede positive Erfahrung, jede sanfte, kontrollierte Bewegung hilft ein kleines Stück dabei, dem Körper zu zeigen, dass auch sonst schmerzhafte Bewegungen angenehm sein können.

Deine Ernährung

Doch nicht nur deine Psyche, auch deine Ernährung hat (über den Darm, siehe Seite 21) unmittelbaren Einfluss auf dein Wohlbefinden. Eine entzündungsfördernde Ernährung (viel Zucker, verarbeitete Fette, Zusatzstoffe) kann chronische Entzündungen im Körper schüren, die nicht nur den Darm belasten, sondern auch Muskeln und Gelenke empfindlicher für Schmerz machen. Diese unausgewogene Ernährung entzieht deinem Körper die Bausteine für Energie und Regeneration.

Eine ausgewogene, nährstoffreiche, entzündungshemmende Ernährung ist der Grundstein für ein starkes Immunsystem, ein ausgeglichenes Nervensystem und somit für weniger Schmerzen und mehr Vitalität. Sie beeinflusst deine Energie, deine Stimmung und deine Fähigkeit zur körperlichen Erholung fundamental.

Arbeit, Freizeit und Schlaf

Auch dein Beruf, die damit einhergehenden Belastungen und der mögliche Stress beeinflussen deinen Körper und deine Schmerzen. Ein monotoner Bürojob, der zu stundenlangem Sitzen führt, oder körperlich anstrengende Berufe mit einseitiger

Belastung schaffen körperliche Dysbalancen, die über die Faszienketten Schmerzen auslösen können.

Hoher Arbeitsdruck, Konflikte oder das Gefühl von Kontrollverlust im Job können chronischen Stress auslösen. Dieser Stress zeigt sich häufig direkt in körperlichen Symptomen wie Nacken-Schulter-Schmerzen, Kopfschmerzen oder Verdauungsproblemen. Dein Körper ist hier der Spiegel deiner Lebenssituation.

Neben deinem Beruf hat auch deine gesamte soziale Lebenssituation großen Einfluss darauf, wie es dir geht. Das Gefühl von Einsamkeit oder mangelnde soziale Unterstützung können sich negativ auf das Wohlbefinden und die Schmerzwahrnehmung auswirken. Kommt der soziale Ausgleich – wie Freunde zu treffen oder Hobbys nachzugehen – zu kurz, kann unser Nervensystem nicht entspannen und der Körper kann überschüssige Energie und Stresshormone nicht ausreichend abbauen.

Für die Regeneration ist auch der Schlaf entscheidend. Während du schläfst, repariert sich dein Körper, dein Nervensystem erholt sich, Entzündungen werden abgebaut und dein Gehirn verarbeitet Eindrücke. Chronischer Schlafmangel hingegen macht dich schmerzempfindlicher, reduziert deine Muskelregeneration und schränkt deine kognitive Leistungsfähigkeit ein. Es ist ein direkter Weg zu mehr Schmerz und weniger Energie.

Wir haben in diesem Kapitel gesehen, dass unser Körper ein komplexes, lebendiges Ökosystem ist, das nicht nur aus Knochen, Muskeln und Faszien besteht, sondern untrennbar mit deinen Gedanken, Gefühlen und deinem gesamten Lebensstil verbunden ist. Deine Gedanken beeinflussen dein Handeln, dein Handeln formt dein Hier und Jetzt und dein Hier und Jetzt bestimmt maßgeblich dein Wohlbefinden und deine Schmerzfreiheit.

»Achte auf deine Gedanken, denn sie werden zu deinen Worten.
Achte auf deine Worte, denn sie werden zu deinen Taten.
Achte auf deine Taten, denn sie werden zu deinen Gewohnheiten.
Achte auf deine Gewohnheiten, denn sie werden zu deinem Charakter.
Achte auf deinen Charakter, denn er wird zu deinem Schicksal.«

Chinesisches Sprichwort

Deine »2-Minuten-Physiotherapie« als Ganzkörper-Reset

All dieses Wissen mag komplex klingen, aber die Essenz ist einfach: Dein Körper ist ein Meisterwerk, das verstanden und bewusst bewegt werden will. Körperliche Symptome sind oft eine Symphonie von Einflüssen – von der Fußhaltung über den Kiefer bis hin zum Zustand deines Darms und deiner inneren Balance. Die Übungen in diesem Buch sind genau dafür konzipiert. Sie wirken nicht nur isoliert auf eine Stelle, sondern senden positive Impulse durch die faszialen Ketten, beruhigen dein Nervensystem über die Atmung und beeinflussen indirekt sogar deine inneren Systeme.

Dieses Buch gibt dir die Werkzeuge an die Hand, um nicht nur deine Muskeln und Gelenke zu stärken, sondern ein tiefes Verständnis für all diese Zusammenhänge zu entwickeln. Weil du nun verstehst, wie alles ineinandergreift, kannst du bewusste Entscheidungen treffen, die dich aus dem Schmerz heraus und in ein Leben voller Energie und Leichtigkeit führen. Mit diesem umfassenden Verständnis und den praktischen Werkzeugen in der Hand bist du bestens gerüstet, um die unsichtbaren Verbindungen in deinem Körper zu nutzen, deine Haltung zu verbessern, Kompensationen zu lösen und so langfristig Schmerzen zu reduzieren und mehr Leichtigkeit in dein Leben zu bringen.

Dieses ganzheitliche Verständnis ist der Schlüssel, um die Signale deines Körpers richtig zu deuten und dauerhaft Schmerzen zu reduzieren. Du wirst lernen, dass dein Körper kein kaputter Baukasten ist, dessen Einzelteile ausgetauscht werden müssen. Stattdessen ist er ein anpassungsfähiges, sich selbst heilendes System, das nur die richtigen Impulse und ein wenig Verständnis benötigt.

Indem du die Verbindungen zwischen deinen Muskeln, Gelenken, Faszien und sogar deinen Organen verstehst, kannst du viel präziser und effektiver an deinen Beschwerden arbeiten. Du wirst sehen, wie eine Übung, die ein bestimmtes Körperteil anspricht, eine positive Kettenreaktion im gesamten System auslösen kann – und wie du damit das Versprechen von »Fix Yourself« in die Tat umsetzen, Schmerzen reduzieren und Leichtigkeit in deinen Alltag bringen kannst.

Wie bei einem Neustart erlangst du so die Kontrolle über deinen Körper und dein Wohlbefinden zurück und findest zu einem normalen und gesunden Wohlbefinden.

Mythen und Fakten: wie dein Körper wirklich auf Berührung und Bewegung reagiert

Im Bereich der Körperarbeit und Bewegung kursieren viele alte Annahmen und Mythen, die von der modernen Forschung heute differenzierter betrachtet oder sogar widerlegt werden. Doch diese Mythen machen Angst und schränken Menschen in ihrer Bewegung und ihrem Training ein. Gerade wenn es darum geht, Verspannungen zu lösen oder Gelenke zu mobilisieren, ist es entscheidend, die wahren Mechanismen zu verstehen. Ein paar der wichtigsten Mythen möchte ich hier aufgreifen und entkräften, damit du angstfrei üben und dich bewegen kannst.

Faszienmassage: mehr als nur »Verklebungen aufbrechen«

Lange Zeit dachten wir, dass wir durch intensiven Druck mit Faszienrollen oder manuellen Techniken unsere Faszien dauerhaft »verlängern« oder schmerzhafte Verklebungen direkt aufbrechen könnten. Die Vorstellung war, dass das Gewebe wie Knete formbar sei. Doch die aktuelle Forschung zeigt uns ein differenzierteres Bild. Das Bindegewebe ist extrem zugfest und robust. Um es passiv von außen dauerhaft zu verlängern oder zu verformen, wären Kräfte notwendig, die weit über das hinausgehen, was wir mit einer Faszienrolle oder unseren Händen aufbringen können, ohne das Gewebe zu schädigen. Dies belegen Studien in der Biomechanik und Faszienforschung. Tatsächlich bewirkt eine Faszienmassage – egal, ob durch Rollen oder Massage – drei Dinge:

- **Neurologische Entspannung:** Der Druck aktiviert spezielle Rezeptoren in deinen Faszien. Diese senden Signale an dein Gehirn, die eine neurologische Entspannungsreaktion auslösen. Dein Nervensystem fährt den Muskeltonus herunter, was du als plötzliche Weichheit und Lockerheit wahrnimmst. Es ist also eine Reaktion deines Nervensystems, die zur Schmerzlinderung und Entspannung führt, nicht primär eine mechanische »Verformung« des Gewebes.
- **Verbesserter Flüssigkeitsaustausch:** Der Druck kann auch den Austausch von Flüssigkeiten innerhalb des Gewebes fördern, was zur vorübergehenden Reduzierung von Schwellungen und zur Verbesserung der Gleitfähigkeit der Faszienschichten beitragen kann.
- **Gesteigerte Körperwahrnehmung:** Du nimmst den Bereich bewusster wahr, was dir hilft, Verspannungen besser zu erkennen und aktiv darauf zu reagieren.

Faszienrollen und Massagen sind also keineswegs unwirksam. Ganz im Gegenteil: Sie sind hervorragende Werkzeuge, um das Nervensystem zu beruhigen, die Muskulatur zu entspannen und die Körperwahrnehmung zu verbessern.

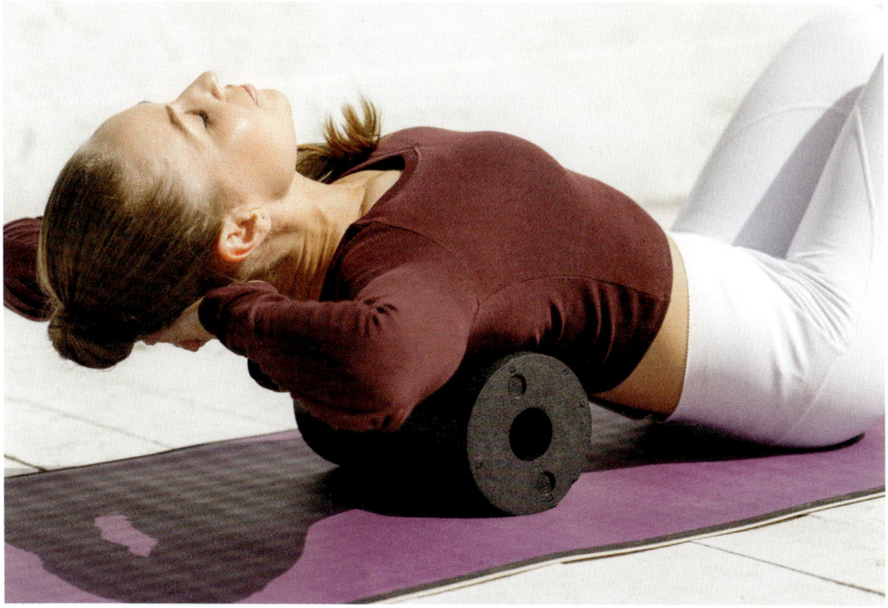

Entspannung für deine Brustwirbelsäule: Die Faszienrolle ist ein schneller Helfer für zwischendurch. Lege dich mit dem Rücken auf die Rolle unterhalb der Schulterblätter, stütze den Kopf und bewege dich sanft auf und ab, um Verspannungen zu lösen.

Sie sind jedoch kein Werkzeug zur dauerhaften Gewebeumformung. Für nachhaltige Veränderungen sind aktive Bewegung und regelmäßiges Training entscheidend, denn nachhaltige körperliche Gesundheit bedeutet, eine achtsame Beziehung zu deinem Körper aufzubauen. Es geht darum, durch kleine, regelmäßige Schritte einen Lebensstil zu etablieren, den du langfristig mit Freude beibehalten kannst – mit dem richtigen Training und Achtsamkeit.

Gelenkgeräusche beim Training

Ein weiteres weit verbreitetes Missverständnis betrifft die Geräusche, die beim Einrenken oder Mobilisieren der Wirbelsäule – sei es durch einen Therapeuten oder auch durch Selbstmobilisation – entstehen können. Viele Menschen glauben, dass hier ein Wirbel herausspringt und wieder eingerenkt wird. Auch dies ist ein Mythos, der zu unbegründeter Angst führen kann.

Was du hörst, ist in der Regel dasselbe Phänomen wie beim Fingerknacken: die sogenannte Kavitation. In unseren Gelenken befindet sich Gelenkflüssigkeit, in der Gase gelöst sind. Wenn ein Gelenkspalt durch eine schnelle, gezielte Bewegung kurz und plötzlich erweitert wird, entsteht ein Unterdruck. Dieser Unterdruck führt dazu, dass die gelösten Gase, hauptsächlich Kohlendioxid, Sauerstoff und Stickstoff, schlagartig kleine Bläschen bilden und dann platzen – und das erzeugt das hörbare, knackende Geräusch. Es ist also keine Knochenreibung und kein »Herausspringen« eines Wirbels.

Die Linderung, die nach einem solchen Knacken eintreten kann, rührt nicht vom Wiedereinrenken eines Wirbels her, sondern von der Lösung einer Gelenkblockade oder *Hypomobilität* (eingeschränkte Beweglichkeit). Durch die Mobilisation wird die Beweglichkeit im Gelenk wiederhergestellt, was zu einer Entspannung der umliegenden Muskulatur führen kann. Zudem können die Rezeptoren im Gelenk beruhigende Signale an das Nervensystem senden, was die Schmerzwahrnehmung reduziert. Dein Gehirn interpretiert die freiere Bewegung als sicher und reduziert die Reaktion, wodurch der Schmerz geringer wird.

Wenn der Körper schmerzt

Ganz wichtig vorneweg: Ich weiß, wie sich Schmerzen anfühlen. Ich fühle mit dir. Mit Schmerz ist alles nichts. Aber die gute Nachricht ist: Du kannst etwas dagegen tun! Versuche den Fokus vom Schmerz wegzubringen und fange an, den Schmerz in kleinen, achtsamen Schritten aufzulösen.

Natürlich gibt es unterschiedliche Arten von Schmerzen: Manche Schmerzgefühle – wie das Ziehen beim Dehnen – sind ein Zeichen von Anstrengung und Teil des Heilungs- und Aufbauprozesses. Solange diese Schmerzen beherrschbar bleiben, ist die Übung meistens sicher. Andere Schmerzen, besonders neue, stechende Gelenkschmerzen oder solche, die sich bei einer Übung deutlich verschlimmern, sind klare Stoppsignale und sollten immer ernst genommen und gegebenenfalls sogar ärztlich abgeklärt werden.

Schmerz ist eine universelle menschliche Erfahrung, die uns alle irgendwann im Leben betrifft. Doch was ist Schmerz eigentlich? Und warum fühlt er sich manchmal so unerträglich an, während er ein anderes Mal schnell wieder verschwindet? Schmerzen sind immer ein Warnsignal des Körpers – wichtig ist, dass wir lernen, diese Signale wahrzunehmen und zu deuten. Ihre Hauptaufgabe ist es, uns vor Gefahren zu warnen und uns dazu zu bringen, uns zu schützen. Wenn du beispielsweise auf eine heiße Herdplatte fasst, sorgt der Schmerz dafür, dass du deine Hand sofort wegziehst. Das ist ein akuter Schmerz, der eine klare Schutzfunktion hat.

Doch Schmerz ist viel mehr als nur ein einfaches Signal für Gewebeschäden. Er ist eine persönliche und subjektive Erfahrung, die von zahlreichen Faktoren beeinflusst wird – von deinen Gedanken und Gefühlen über deine bisherigen Erfahrungen bis hin zu deinem sozialen Umfeld und sogar von deiner Ernährung. Das Gehirn spielt hierbei eine zentrale Rolle. Es empfängt Signale von Nerven im gesamten Körper, interpretiert diese und entscheidet dann, ob und wie stark Schmerz empfunden wird. Das bedeutet, dass Schmerz nicht immer direkt proportional zum Ausmaß einer körperlichen Schädigung sein muss. Es ist durchaus möglich, starke Schmerzen zu empfinden, ohne dass eine ernsthafte Verletzung vorliegt, und umgekehrt. Das erklärt also auch, warum Schmerzen sich – trotz gleichbleibender Diagnose – mal heftiger und mal schwächer anfühlen.

Schmerzarten und gängige Beschwerdebilder

Um Schmerz besser zu verstehen, ist es hilfreich, zwischen verschiedenen Schmerzarten zu unterscheiden:

- **Akuter Schmerz** tritt plötzlich auf, hat oft eine klare Ursache (zum Beispiel eine Verletzung oder Entzündung) und klingt in der Regel innerhalb weniger Tage bis Wochen ab, sobald die Ursache behoben ist. Er ist, wie bereits erwähnt, ein wichtiges Warnsignal.
- **Chronischer Schmerz** bleibt im Gegensatz dazu über einen längeren Zeitraum bestehen – typischerweise länger als drei bis sechs Monate, auch wenn die ursprüngliche Verletzung längst verheilt ist. Hier verliert der Schmerz seine ursprüngliche Warnfunktion und wird zu einer eigenständigen Krankheit. Das Nervensystem kann sensibilisiert werden, sodass selbst leichte Reize als schmerzhaft empfunden werden.
- **Nozizeptiver Schmerz** ist ein Schmerz, der durch die Aktivierung von speziellen Schmerzrezeptoren (*Nozizeptoren*) infolge einer Gewebeschädigung (zum Beispiel einer Schnittwunde, Prellung oder Entzündung) entsteht. Er wird oft als stechend, drückend oder pochend empfunden.
- **Neuropathischer Schmerz** entsteht durch eine Schädigung oder Funktionsstörung des Nervensystems selbst (zum Beispiel bei einem Bandscheibenvorfall, einer Gürtelrose oder bei Diabetes). Er wird oft als brennend, elektrisierend, kribbelnd oder taub beschrieben und kann von Missempfindungen begleitet sein.
- **Noziplastischer Schmerz** beschreibt Schmerzen, die durch eine veränderte Schmerzverarbeitung im zentralen Nervensystem entstehen, ohne dass eine offensichtliche Gewebeschädigung oder Nervenläsion vorliegt. Beispiele hierfür sind Fibromyalgie oder bestimmte Formen von Rückenschmerzen.

Typische Schmerzen im Alltag sind vielfältig und reichen von Kopf- und Rückenschmerzen über Gelenk- bis hin zu Nervenschmerzen. Dein Ziel ist es nun, durch die Übungen in diesem Buch die Signale deines Körpers besser zu verstehen und zu lernen, wie du mit gezielten Übungen auf diese unterschiedlichen Schmerzarten positiv einwirken kannst – sei es durch Mobilisierung, Kräftigung oder beruhigende Atmung. Es geht darum, nicht nur zu wissen, was wehtut, sondern auch zu erkennen, welche Art von Schmerz es ist, um ihn gezielter zu beeinflussen.

Woher kommen deine Schmerzen?

Die Ursachen für Schmerzen sind vielfältig und oft komplex. Während akute Schmerzen häufig auf klare Verletzungen oder Entzündungen zurückzuführen sind, spielen bei chronischen Schmerzen oft mehrere Faktoren zusammen. Neben offensichtlichen Ursachen wie Unfällen oder Krankheiten können auch unser Lebensstil und unsere Gewohnheiten maßgeblich zur Entstehung und Aufrechterhaltung von Schmerzen beitragen.

- Fehlhaltungen wie stundenlanges Sitzen am Schreibtisch in einer ungünstigen Position, der permanente Blick auf das Smartphone mit gesenktem Kopf oder das Tragen ungeeigneter Schuhe können zu muskulären Dysbalancen und Verspannungen führen, die Schmerzen in Nacken, Rücken oder Gelenken verursachen. Der Körper gerät in eine unnatürliche Stellung, die bestimmte Muskelgruppen überlastet und andere verkümmern lässt.
- Unser Körper ist für Bewegung gemacht. Ein Mangel an körperlicher Aktivität führt zu einer Schwächung der Muskulatur, einer Versteifung der Gelenke und einer schlechteren Durchblutung des Gewebes. Dies wiederum macht uns anfälliger für Verletzungen und Schmerzen. Bewegung ist essenziell, um den Körper geschmeidig und stark zu halten.
- Stress, Angst, Depressionen und andere psychische Belastungen können Schmerzen nicht nur verstärken, sondern auch direkt auslösen. Das Gehirn und das Nervensystem sind eng miteinander verbunden. Wenn wir gestresst

sind, schüttet der Körper Stresshormone aus, die die Schmerzwahrnehmung beeinflussen können (siehe Seite 25). Zudem kann psychische Anspannung zu Muskelverspannungen führen, die Schmerzen verursachen.

- Auch ein unzureichender oder gestörter Schlaf kann die Schmerzwahrnehmung erhöhen und die Regeneration des Körpers beeinträchtigen. Im Schlaf erholt sich der Körper und repariert Schäden. Fehlt dieser Erholungsprozess, können sich Schmerzen manifestieren oder verstärken.
- Außerdem spielt die Ernährung eine wichtige Rolle bei der Entstehung und Empfindung von Schmerzen. Eine entzündungsfördernde Ernährung kann chronische Entzündungen im Körper begünstigen, die wiederum zu Schmerzen führen können. Umgekehrt kann eine ausgewogene, antientzündliche Ernährung dazu beitragen, Schmerzen zu lindern.

Es ist wichtig zu verstehen, dass diese Faktoren sich gegenseitig beeinflussen können. Eine Fehlhaltung kann zu Schmerzen führen, die wiederum Stress verursachen und den Schlaf stören kann, was die Schmerzen weiter verstärkt. Es ist ein Teufelskreis, den es mithilfe von Bewegung und gezielten Übungen zu durchbrechen gilt.

Wenn das Becken, wie in der Abbildung gezeigt, ins Hohlkreuz kippt, folgt eine Kettenreaktion: Dein unterer Rücken (Lendenwirbelsäule) wird überstreckt. Um das auszugleichen, wird der obere Rücken (Brustwirbelsäule) oft rund und der Kopf schiebt sich nach vorne. So entsteht ein Muster von Verspannungen, die sich über den ganzen Körper ziehen können – vom Becken bis zum Nacken.

Mit den 2-Minuten-Übungen in diesem Buch brichst du diese starren Muster auf. Es geht nicht darum, deine Haltung zu »korrigieren«, sondern deinem Körper zu zeigen, wie sich Vielfalt anfühlt. Jede Bewegung lockert die Kettenreaktion, fördert die Durchblutung und hilft deinem Körper, wieder in ein entspanntes Gleichgewicht zu finden.

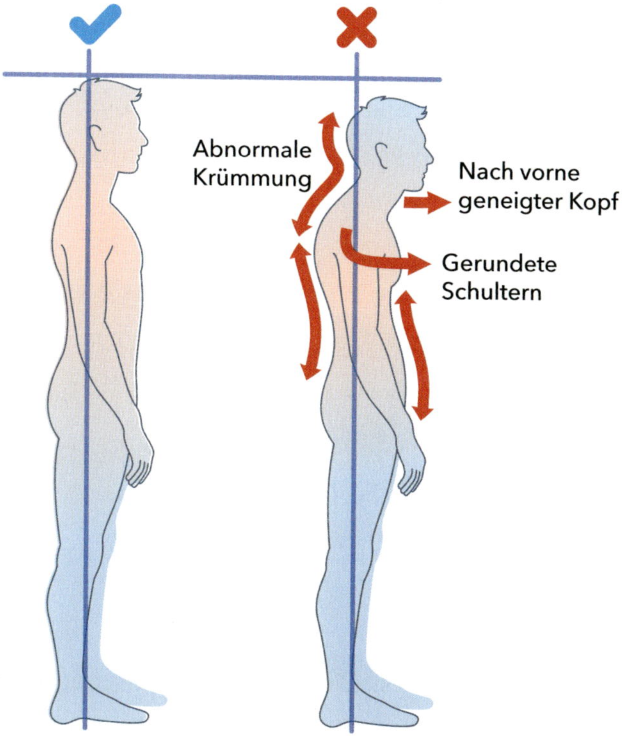

Dieses Bild zeigt Haltungen, die oft als »gut« und »schlecht« bezeichnet werden. Doch die Wissenschaft weiß heute: Eine Haltung allein verursacht in der Regel keine Schmerzen. Das eigentliche Problem ist das lange Verharren in ein und derselben Position und der Mangel an Bewegung.

Körpersignale und Schmerzen verstehen

Schmerz ist an sich nicht negativ – im Gegenteil: Er ist ein Zeichen des Körpers, dass eine Veränderung notwendig ist. Der Körper will damit Verletzungen und andere Schäden abwenden und dafür sorgen, dass es dir wieder besser geht. Stelle dir deinen Körper wie ein hochmodernes Haus vor, das über eine ausgeklügelte Alarmanlage verfügt, die dich schützen soll. Wenn du dich zum Beispiel am Finger verbrennst, schreit dein Körper »Au« – das ist ein akuter Schmerz, der dich sofort veranlasst, die Hand wegzuziehen. Dieser Alarm ist direkt proportional zum Schaden, das bedeutet: Je größer die Hitze oder die betroffene Fläche, umso größer sind die Schmerzen.

Allerdings kann dein Gehirn auch »Fehlalarme« auslösen oder überempfindlich werden. Schmerz ist also keine objektive, immer gleichbleibende Empfindung, sondern das Ergebnis deines Gehirns, das ihn produziert. Dein Gehirn entscheidet, ob und wie viel Schmerz es erzeugt – das passiert anhand von einer Vielzahl an Daten. Wie ein hochsensibler Computer verarbeitet das Gehirn permanent Milliarden von Informationen, um eine einzige Frage zu beantworten: »Bin ich in Gefahr oder nicht?« Lautet die Antwort »Ja« oder besteht ein potenzielles Risiko, produziert dein Gehirn Schmerz – und das ist dein Schutzmechanismus, um dich zu Handlungen zu bewegen, die dich in Sicherheit bringen.

Die Informationen, die das Gehirn dabei bewertet, sind vielfältig:

- **Sensorische Daten:** Nervenenden in deinem Gewebe senden Signale über Druck, Temperatur oder Belastungen an dein Gehirn. Diese sind aber noch keine Schmerzsignale, sondern nur Hinweise auf potenzielle Gefahren, die das Gehirn interpretiert.
- **Emotionale Zustände:** Stress, Angst, Depression oder Frustration können das Gehirn in einen erhöhten Alarmzustand versetzen, wodurch es Schmerzsignale schneller und intensiver interpretiert.
- **Gedanken und Überzeugungen:** Was du über deinen Schmerz denkst (zum Beispiel, dass dein Körper kaputt ist oder eine Bewegung falsch ist), kann ihn massiv verstärken.
- **Frühere Erfahrungen:** Dein Gehirn erinnert sich an Schmerzmuster. Wenn frühere Schmerzerfahrungen traumatisch waren, kann das Gehirn bei ähnlichen Reizen viel schneller und intensiver reagieren.
- **Umfeld und Kontext:** Ob du dich in Sicherheit oder in einer stressigen Situation befindest, beeinflusst die Schmerzwahrnehmung erheblich.
- **Lebensstil:** Schlaf, Ernährung und Bewegung beeinflussen die Grundsensibilität deines Nervensystems.

All diese Aspekte fließen in die Bewertung mit ein. Das erklärt, warum sich beispielsweise Verspannungen oder sogar ein Bandscheibenvorfall nicht immer gleich schmerzhaft anfühlen. Fühlst du dich wohl und bist entspannt, sind die Schmerzen meist geringer, als wenn du gestresst von Termin zu Termin hetzt. Auch eine tiefe, ruhige Bauchatmung kann den Schmerz lindern, ohne dass die Ursache behoben wird. Andererseits bedeutet Schmerz auch immer Stress, das Gehirn schaltet in den Kampf-oder-Flucht-Modus. Du kannst dich schlechter konzentrieren, weil dein Gehirn mit der Stress- und Schmerzregulation beschäftigt ist.

Bei lang anhaltendem Schmerz kann dein Nervensystem überempfindlich werden, selbst wenn keine akute Gewebeschädigung mehr vorliegt. Es ist, als würde der Feuermelder in deinem Haus auf Rauch von einem Toast anspringen und nicht erst bei einem echten Brand. Dein Gehirn und dein Nervensystem haben sich an den Schmerz gewöhnt und reagieren nun schon auf kleinste Reize mit einem großen Alarmsignal. Dein Körper ist nicht zwingend beschädigt, aber dein Schutzsystem ist zu sensibel eingestellt. Das bedeutet aber nicht, dass der Schmerz nur im Kopf stattfindet. Er ist absolut real und fühlt sich echt an. Aber er ist das Ergebnis eines überreagierenden oder fehlregulierten Nervensystems.

Du siehst nun also, wie wichtig es ist, die Signale deines Körpers wahrzunehmen, zu deuten und zu lernen, damit umzugehen und sie sogar zu beeinflussen. Dieses Verständnis ist unglaublich befreiend und befähigend. Der Schmerz sagt dir erst einmal, dass du etwas verändern sollst, aber nicht unbedingt, wo die Ursache liegt und ob gerade Verletzungen oder Schäden verursacht werden.

Wenn du also Schmerzen empfindest, kannst du im ersten Schritt den Alarm beruhigen: Wenn Schmerz ein Output deines Gehirns ist, kannst du lernen, die Inputs zu verändern. Das reduziert die gefühlte Bedrohung und damit die Schmerzproduktion.

Es ist außerdem normal, dass sich Bewegungen am Anfang unangenehm anfühlen oder einen bekannten Schmerz kurz triggern. Das bedeutet aber nicht, dass du dir dabei schadest. Du kannst lernen, die feinen Unterschiede zu erkennen, denn Schmerz ist nicht gleich Schaden. Wenn der Schmerz bei einer Übung extrem intensiv wird und danach lange nicht nachlässt, ist das ein Signal zum Anpassen oder Innehalten. Aber ein leichtes Ziehen oder ein beherrschbares Schmerzgefühl sind oft ein Zeichen dafür, dass du an der richtigen Stelle arbeitest, die Empfindlichkeit deines Nervensystems herunterregulierst und deinem Körper positive, sichere Reize gibst. Du lernst, zwischen einem »Alarm« und einem »echten Notfall« zu unterscheiden.

Die Übungen in diesem Buch sind wie ein Übersetzer und ein Training für dein Alarmsystem. Sie helfen dir, die Alarme zu beruhigen und durch gezielte, sichere Bewegungen deinem Gehirn zu signalisieren: »Ich bin sicher. Ich bewege mich. Alles ist in Ordnung. Der Alarm kann abgeschaltet oder leiser werden.« Das gibt dir Sicherheit, verringert die Angst vor Bewegung und ebnet den Weg zu nachhaltiger Schmerzfreiheit.

Den Körper ganzheitlich gesund halten - was er wirklich braucht

Stelle dir deine Gesundheit wie einen Baum vor, der prächtige Früchte (dein Wohlbefinden und deine Schmerzfreiheit) tragen soll. Jeder Teil dieses Baums ist entscheidend und eng mit den anderen Teilen verbunden. Ich zeige dir hier, wie du deinen Baum pflegen kannst, um Gesundheit, Wohlbefinden und Schmerzfreiheit zu steigern.

Die Erde liefert dem Baum alle essenziellen Nährstoffe. Genauso ist deine Ernährung der grundlegende Nährboden für jede Zelle deines Körpers. Proteine sind die Bausteine für Muskeln, Faszien und Enzyme. Vitamine und Mineralstoffe sind wichtig für unzählige Stoffwechselprozesse, von der Energiegewinnung bis zur Nervenfunktion. Eine nährstoffreiche Ernährung bildet das Fundament für starke Muskeln, elastische Faszien, ein gut funktionierendes Nervensystem und reduziert Entzündungen – unerlässlich für deine gesamte Gesundheit und Schmerzfreiheit.

Die Wurzeln des Baums nehmen Nährstoffe auf, verarbeiten sie und verankern den Baum. Bei uns Menschen sind die Wurzeln das innere Milieu: Stoffwechsel, Hormonsystem und die grundlegende Regulation des Nervensystems. Sie entscheiden, wie gut die Nährstoffe aus der Ernährung aufgenommen, verarbeitet und an die Zellen verteilt werden können. Sind die Wurzeln gestresst – etwa durch chronischen Stress, schlechten Schlaf oder eine andauernde Überlastung deines Nervensystems – können sie die besten Nährstoffe nicht mehr optimal aufnehmen und verarbeiten. Selbst die tollste Ernährung verpufft, wenn dein inneres System im Ungleichgewicht ist. Stress ist hier wie ein trockener, verdichteter Boden, der die Wurzeln am Arbeiten hindert.

Der Stamm gibt dem Baum Stabilität, Halt und verbindet die Wurzeln mit den Ästen. Er ist der Kern des Baums. Genauso ist dein physischer Körper – Muskeln, Knochen, Gelenke und Faszien – der Stamm deiner Gesundheit. Er sorgt für Stabilität, Beweglichkeit und die physische Fähigkeit, am Leben teilzunehmen. Eine starke und flexible Körperstruktur ist essenziell, um Belastungen standzuhalten und dich aufrecht durchs Leben zu tragen.

Die Äste strecken sich vom Stamm aus, tragen die Blätter und leiten die Energie zu den Früchten. Sie sind der Teil des Baums, der am direktesten mit der äußeren Welt interagiert. Deine Psyche, deine Gedanken und dein Mindset sind die Äste deiner Gesundheit. Sie bestimmen, wie du Herausforderungen begegnest, wie du mit Schmerz umgehst, wie du motiviert bleibst und in die Umsetzung von

Bewegung kommst. Ein positives, lösungsorientiertes Mindset und eine gute emotionale Resilienz erlauben es dir, die Energie deines Körpers optimal zu nutzen.

Die Früchte sind das sichtbare Ergebnis, der Ertrag des gesamten Baums. Deine Früchte sind dein allgemeines Wohlbefinden, deine Lebensenergie, deine Beweglichkeit und letztendlich deine Schmerzfreiheit. Sie sind der Beweis dafür, dass die Erde, die Wurzeln, der Stamm und die Äste optimal zusammenarbeiten. Nur wenn alle Teile des Baums gesund und harmonisch aufeinander abgestimmt sind, können die schönsten und reichhaltigsten Früchte gedeihen.

Das Bild des Baums verdeutlicht: Ignorierst du einen Teil, leidet das Ganze. Doch wenn du achtsam auf jeden Bereich deines »Gesundheitsbaums« schaust, bringst du mehr Lebendigkeit und Schmerzfreiheit in dein Leben.

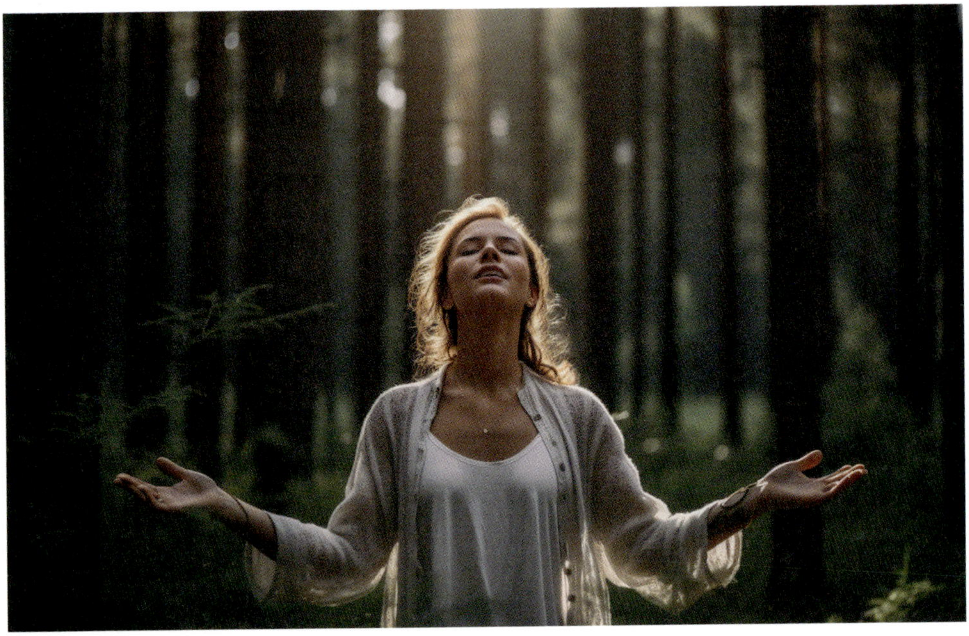

Du bist Teil des Ganzen: Wie Bäume in der Natur braucht auch dein Körper die richtige Pflege. Von der Erde (deiner Ernährung) bis zu den Ästen (deiner Psyche) – jedes Element ist entscheidend. Denn nur, wenn alle Teile im Einklang sind, kann wahre Schmerzfreiheit wachsen.

Was braucht dein Körper nun also?

Du hast in den vorherigen Abschnitten gelernt, wie komplex und wunderbar dein Körper funktioniert. Du hast seine Grundlagen, seine faszinierenden Verbindungen von Kopf bis Fuß, die verschiedenen Schmerzarten und die wahren Ursachen hinter vielen Beschwerden verstanden. Du weißt jetzt, dass Schmerz nicht nur ein Signal für Schädigung ist, sondern oft das Ergebnis eines überempfindlichen Alarmsystems deines Gehirns – beeinflusst durch Haltung, Bewegung, aber auch durch deine Gedanken, Emotionen und dein Umfeld.

Dieses tiefgreifende Verständnis ist der erste und wichtigste Schritt zur Selbstwirksamkeit. Es befähigt dich, vom passiven Leidenden zum aktiven Gestalter deiner Gesundheit zu werden. Den Körper ganzheitlich gesund zu halten, bedeutet also zu erkennen, dass es nicht nur um die Behandlung eines einzelnen Symptoms geht, sondern um das Zusammenspiel aller Faktoren, die dein Wohlbefinden beeinflussen. Dein Körper braucht mehr als nur ab und zu eine schnelle Lösung; er braucht kontinuierliche, achtsame Unterstützung in mehreren Bereichen.

Bewegung

Dein Körper ist für Bewegung gemacht. Mangelnde oder einseitige Bewegung ist eine Hauptursache für Schmerzen und Steifigkeit. Regelmäßige, abwechslungsreiche Bewegung hält deine Muskeln stark, deine Gelenke geschmeidig und deine Faszien elastisch. Sie verbessert die Durchblutung, den Nährstofftransport und die Funktion deines Nervensystems. Doch es geht nicht nur um »Training«, sondern um die Integration von Bewegung in deinen Alltag – achtsam, vielfältig und auf deine Bedürfnisse abgestimmt.

Die richtige Dosis

Das Ziel besteht nicht darin, Schmerz immer zu vermeiden, sondern zu lernen, wie viel Belastung dein Körper verträgt. Zu wenig Belastung führt zu Schwäche, zu viel oder falsche Belastung zu Überforderung. Indem du deinen Körper durch gezielte, bewusste Bewegungen wieder an Belastung gewöhnst und die Intensität schrittweise steigerst, stärkst du deinen Körper nicht nur physisch, sondern gibst deinem Nervensystem das sichere Signal, dass Bewegung nicht gefährlich ist.

Haltung und Ergonomie

Obwohl dein Körper wunderbar anpassungsfähig ist, führen lang anhaltende ungünstige Haltungen und Arbeitsweisen zu Ungleichgewichten und Spannungen. Eine verbesserte Körperhaltung, derer du dir bewusst bist, und ergonomische Anpassungen im Alltag können die Belastung auf deinen Bewegungsapparat reduzieren und Verspannungen vorbeugen. Es geht nicht um die eine perfekte Haltung, sondern um eine dynamische, flexible Haltung, die du regelmäßig wechselst.

Ernährung und Hydration

Was du isst und trinkst, beeinflusst jede Zelle deines Körpers, einschließlich deiner Muskeln, Gelenke, Faszien und deines Nervensystems. Eine ausgewogene, entzündungshemmende Ernährung und ausreichende Flüssigkeitszufuhr unterstützen die Heilung, reduzieren Entzündungen und versorgen deinen Körper mit den notwendigen Nährstoffen für optimale Funktion und Regeneration.

Stressmanagement und mentale Gesundheit

Wie du bereits weißt, spielen deine Gedanken, Emotionen und dein Stresslevel eine entscheidende Rolle bei der Schmerzverarbeitung und deinem allgemeinen Wohlbefinden. Chronischer Stress versetzt den Körper in einen Alarmzustand, der die Schmerzschwelle senkt. Techniken zur Stressreduktion, Achtsamkeit und das Bewusstsein über deine Gedankengewohnheiten sind essenziell, um dein Nervensystem zu beruhigen und deine Resilienz zu stärken. Ausreichender und erholsamer Schlaf ist unglaublich wichtig für Regeneration und Schmerzreduktion.

Achtsamkeit und Selbstwahrnehmung

Der wichtigste Schritt zu nachhaltiger Gesundheit ist die Fähigkeit, deinem Körper zuzuhören. Durch tägliche Achtsamkeit und deinen Körperscan (siehe Seite 65) lernst du, frühzeitig Signale zu erkennen, bevor sie zu großen Problemen werden. Du entwickelst ein tiefes Verständnis für deine Bedürfnisse und lernst, wie du durch gezielte Anpassungen deines Alltags – sei es durch Bewegung, Ernährung oder Entspannung – proaktiv handeln kannst.

Du bist nun mit dem nötigen Wissen ausgestattet, um deinen Körper nicht nur zu verstehen, sondern ihn aktiv und bewusst in seine Balance zu bringen. Mit diesem Fundament sind die »2-Minuten-Physio-Übungen« nicht nur willkürliche Bewegungen, sondern gezielte Interventionen, die auf einem tiefen Verständnis deiner Bedürfnisse basieren. Sie sind dein Werkzeug, um die Theorie in die Praxis umzusetzen und dein Wohlbefinden jeden Tag aufs Neue zu gestalten.

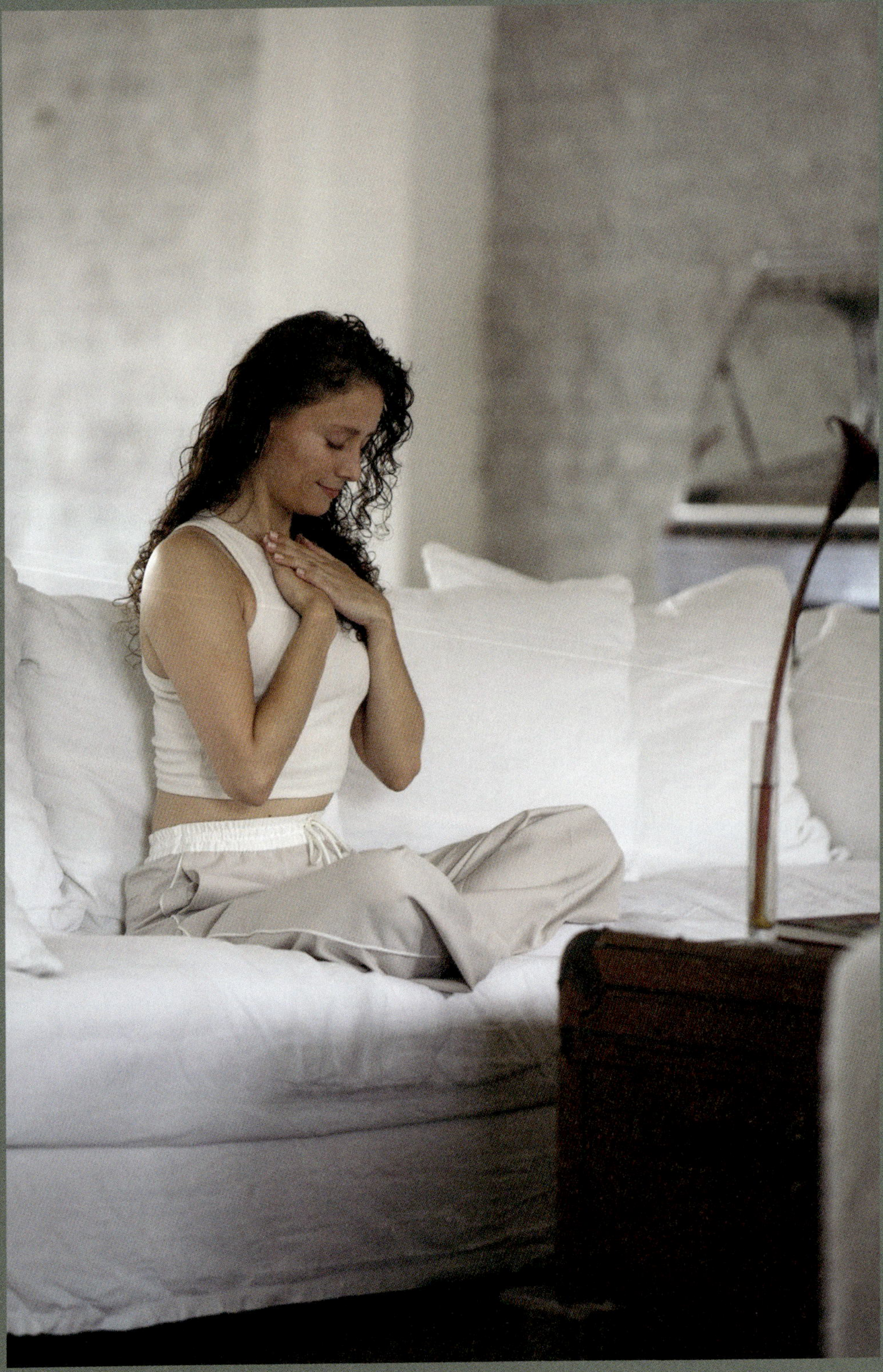

KAPITEL 2

Nur 2 Minuten - schnelle Selbsthilfe durch die richtige Bewegung

Das Konzept hinter der 2-Minuten-Physio

In den vorherigen Abschnitten hast du ein umfassendes Verständnis für deinen Körper und die komplexen Zusammenhänge von Schmerz, Bewegung und Wohlbefinden entwickelt. Du weißt jetzt, dass dein Körper ein vernetztes System ist, dessen Funktionen von deiner Haltung, deiner Bewegung, aber auch von deinem Mindset und deinem inneren Zustand abhängen.

Doch wie setzt du dieses Wissen in deinem oft stressigen Alltag um? Hier kommt das Herzstück dieses Buches ins Spiel: das 2-Minuten-Konzept. Es ist deine persönliche Abkürzung zu mehr Beweglichkeit, weniger Schmerz und einem gestärkten Körpergefühl. Dieses Kapitel zeigt dir, wie du mit minimalem Zeitaufwand maximale Wirkung erzielst und die Selbsthilfe zu deinem festen Begleiter machst.

»Keine Zeit!« – das ist der häufigste Grund, warum gute Vorsätze für mehr Bewegung und Gesundheit im Alltag scheitern. Doch was, wenn du nur 2 Minuten am Tag bräuchtest, um einen echten Unterschied zu machen? Genau das ist die revolutionäre Idee hinter »2-Minuten-Physio«. Dieses Konzept basiert auf der Erkenntnis, dass selbst kleinste regelmäßige Bewegungseinheiten einen enormen Einfluss auf dein gesamtes System haben können. Es überwindet die mentale Hürde des »Ich muss jetzt eine Stunde trainieren«, die viele abschreckt. 2 Minuten sind immer machbar, egal wie voll dein Kalender ist oder wie müde du bist.

Die »2-Minuten-Physio« ist dein Schlüssel zum Dranbleiben. Sie hilft dir, eine Gewohnheit zu etablieren, die dein Nervensystem beruhigt, die Angst vor Bewegung reduziert und die Basis für langfristige Veränderungen legt. Es ist ein Startpunkt, der dich dazu anregen wird, dich insgesamt mehr zu bewegen. Jede dieser 2 Minuten ist eine Investition in dein Wohlbefinden, ein positives Signal an dein Gehirn: »Ich bin sicher, ich bin beweglich, ich kümmere mich um mich.«

Was ist eigentlich Physiotherapie und wie funktioniert sie zu Hause?

Physiotherapie ist eine vielseitige Therapieform, die bei einer Fülle von Erkrankungen und Verletzungen erfolgreich eingesetzt werden kann. Die Anwendung wird individuell auf den Patienten zugeschnitten, um die bestmöglichen Ergebnisse zu erzielen. Dabei ist sie weit mehr als nur eine Massage oder Reha nach einer Verletzung. Im Kern geht es darum, die Bewegungs- und Funktionsfähigkeit des Körpers wiederherzustellen, zu erhalten oder zu verbessern. Physiotherapeuten analysieren Bewegungsmuster, identifizieren Dysbalancen und leiten gezielte Übungen an, um Schmerzen zu reduzieren, Muskeln zu stärken und die Körperwahrnehmung zu schulen. Die Ausbildung ist tiefgreifend und umfasst Anatomie, Physiologie, Biomechanik und Schmerzwissenschaft. Doch nicht nur die Rehabilitation, sondern auch die Prävention ist Teil der Physiotherapie. Meiner Meinung nach soll Physiotherapie die Menschen befähigen, sich selbst zu helfen, damit sie nicht immer wieder in die Praxis kommen müssen. Doch den Patienten dieses Wissen mitzugeben, ist in den 20-minütigen Sitzungen einer Physiotherapie häufig einfach nicht möglich.

Mit diesem Buch holst du dir die essenziellen Prinzipien der Physiotherapie direkt nach Hause. Du wirst zu deinem eigenen »Physiotherapeuten«, der sich auf das Wichtigste konzentrieren kann:

- **Gezielte Bewegungen:** Statt allgemeiner Übungen lernst du spezifische Bewegungen, die auf die häufigsten Schmerz- und Bewegungseinschränkungen abzielen.
- **Körperwahrnehmung:** Du schärfst deinen Blick für die Signale deines Körpers und lernst, sie korrekt zu interpretieren.
- **Aktive Beteiligung:** Anders als bei passiven Behandlungen (wie Massagen) stehst du hier aktiv im Mittelpunkt. Du übernimmst die Verantwortung und Kontrolle über deine Gesundheit.

- **Progressive Belastung:** Die Übungen sind so gestaltet, dass du sie langsam beginnend steigern kannst, um deinen Körper auf sichere Weise an neue Belastungen zu gewöhnen.
- **Wissen als Werkzeug:** Durch das im ersten Kapitel erworbene Verständnis, zum Beispiel über Schmerz und Ganzheitlichkeit, kannst du die Übungen viel bewusster und effektiver ausführen.

Dieses Buch ersetzt keine professionelle Diagnose oder Behandlung bei akuten Verletzungen, bietet dir aber ein mächtiges Werkzeug zur Selbsthilfe, Prävention und aktiven Schmerzbewältigung für den Alltag. Du lernst, physiotherapeutische Ansätze eigenverantwortlich und nachhaltig in dein Leben zu integrieren.

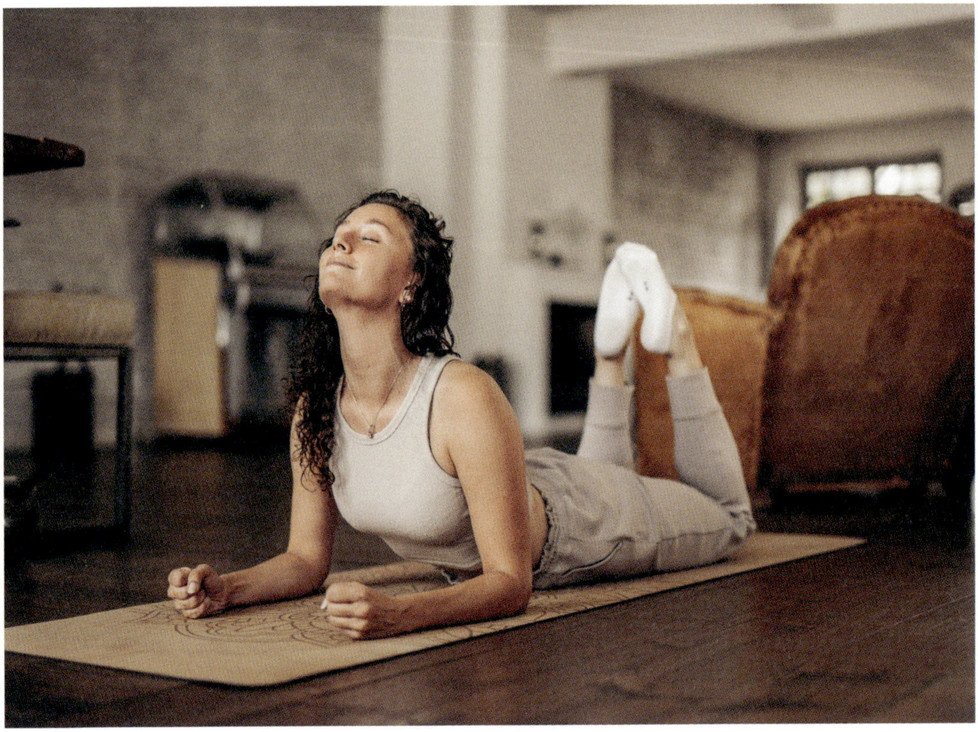

Hilfe zur Selbsthilfe: Genau diese Art von Bewegung ist der Kern der Physiotherapie. Du selbst übernimmst die aktive Rolle. Und das immer dann, wenn du es gerade brauchst, und nicht erst Tage danach.

Ziele der Physiotherapie

- Verbesserung der Beweglichkeit und Stärke
- Reduzierung von Schmerzen
- Wiederherstellung der üblichen Körperfunktionen für den Alltag
- Verbesserung der Lebensqualität
- Prävention von Erkrankungen
- Unterstützung bei der Rehabilitation

Warum 2 Minuten?

Die Magie der 2 Minuten liegt in ihrer Zugänglichkeit und Wirksamkeit: 2 Minuten sind so kurz, dass es schwerfällt, eine Ausrede zu finden. Dies macht die tägliche Umsetzung unglaublich einfach und fördert die Bildung einer festen Routine. Die 2 Minuten helfen dir, damit Bewegung für dich wieder zur Gewohnheit wird. Denn dranzubleiben und Bewegung langfristig in deinen Alltag zu integrieren, ist der Schlüssel zum Wohlbefinden.

Ein wichtiger Hinweis für deine Praxis: Die 2 Minuten sind eine praktische Vorgabe, um dir den Einstieg in eine feste Routine zu erleichtern. Und damit du es nicht zu schnell machst, denn dann wirkt es auch nicht. Wenn du als Anfänger eine Übung noch keine 2 Minuten lang ausführen kannst, ist das völlig normal und in Ordnung. Fange einfach kürzer an, zum Beispiel mit 30 oder 60 Sekunden. Genauso gilt: Wenn du dich an einem Tag energiegeladen fühlst und länger machen möchtest, tu das unbedingt. Es geht darum, deinem Körper das zu geben, was er braucht. Die 2-Minuten-Regel ist nicht das Ende deiner Bewegung, sondern der perfekte Start, den du jederzeit an dein persönliches Tempo anpassen kannst.

2 Minuten tragen zu einem Reset des Nervensystems bei: Unser Nervensystem reagiert stark auf regelmäßige Reize. Schon 2 Minuten gezielter, achtsamer

Bewegung können ausreichen, um ein überempfindliches Alarmsystem zu beruhigen, muskuläre Spannungen zu lösen und deinem Gehirn positive, sichere Bewegungsinformationen zu senden.

2 Minuten helfen bei der Angstreduktion: Viele Menschen mit Schmerzen entwickeln Angst vor Bewegung. Und lange, anstrengende Trainingseinheiten können diese Angst verstärken. 2 Minuten sind eine so geringe »Bedrohung«, dass sie helfen, diese Angst abzubauen und das Vertrauen in den eigenen Körper wiederherzustellen.

Die Kürze der 2 Minuten erlaubt es dir außerdem, die Übungen wirklich überall in den Alltag zu integrieren – morgens nach dem Aufwachen, in der Mittagspause, während das Teewasser kocht oder vor dem Schlafengehen. Keine Ausreden mehr!

Die Begrenzung auf 2 Minuten zwingt dich dazu, dich voll auf die Qualität der Bewegung zu konzentrieren. Du lernst, jede Wiederholung bewusst und präzise auszuführen, was die Effektivität der Übungen maximiert.

Oft sind diese 2 Minuten der Startschuss für mehr Bewegung im Laufe des Tages. Sie öffnen die Tür zu einem aktiveren Lebensstil, weil sie dir zeigen, wie gut sich gezielte Bewegung anfühlt und dass dein Körper viel mehr kann, als du vielleicht denkst. 2 Minuten sind nicht nur wenig Zeit – sie sind die perfekte Dosis, um den ersten Schritt zu machen, dranzubleiben und deinem Körper zu signalisieren, dass er sicher ist und sich bewegen darf. Der Körper mag es nicht anzufangen, aber er liebt es dranzubleiben. Die 2 Minuten tragen dich über diese erste Hemmschwelle. So zwingst du dich zu deinem Glück und machst Bewegung zu einer Gewohnheit, die nicht mehr anstrengend ist.

TIPP

Nutze diese 2 Minuten achtsam, um die Bewegungen wertvoll und richtig auszuführen. Atme dabei tief und bewusst. Morgens, mittags, abends: 2 Minuten sind der stetige Regen, der den Baum zum Wachsen bringt. Die 2 Minuten wirken auf so vielen Ebenen, dass sie das Wohlbefinden steigern.

Welche Übungen werden eingesetzt?

Um deinen Körper ganzheitlich zu unterstützen und Schmerzen zu reduzieren, setze ich auf eine ausgewogene Mischung an Übungstypen, die alle Aspekte deines Bewegungsapparats ansprechen. Alle Übungen sind so konzipiert, dass sie funktionell sind – das heißt, sie ahmen natürliche Bewegungsmuster nach und stärken dich für die Anforderungen deines Alltags. Sie sind keine komplexen Fitnessstudio-Routinen, sondern gezielte Impulse, die du einfach umsetzen kannst. Die allermeisten Übungen kombinieren mehrere, wenn nicht sogar alle hier genannten Aspekte.

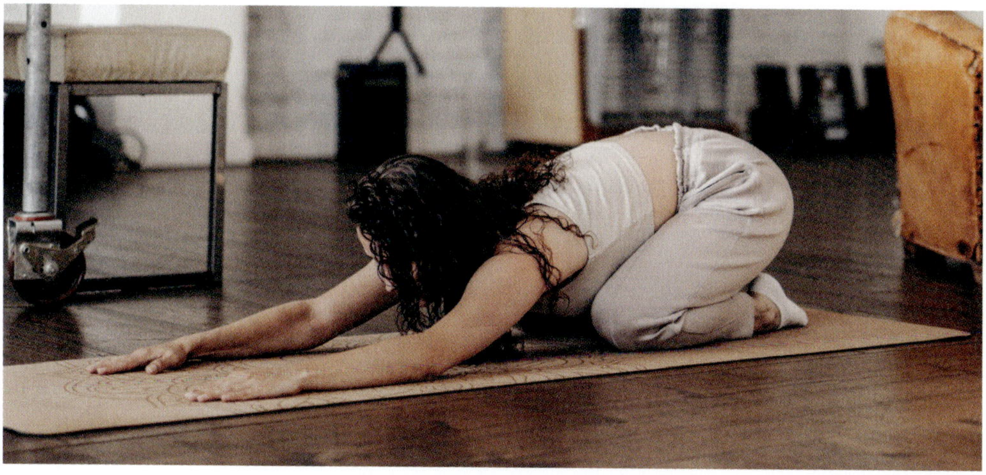

Diese Übung, die der Kindhaltung ähnelt, ist ein kraftvolles Beispiel für funktionelle Bewegung. Sie entspannt nicht nur gezielt deine Wirbelsäule und deinen Nacken, sondern hilft dir auch, dich wieder mit deinem Atem zu verbinden und so dein gesamtes System zu beruhigen.

Dehnen und Mobilisieren für Beweglichkeit und Elastizität

Diese Übungen zielen darauf ab, verkürzte Muskeln und verklebte Faszien zu dehnen und die Gelenke zu mobilisieren. Dadurch verbessert sich deine Beweglichkeit, Verspannungen lösen sich und die Durchblutung wird gefördert. Sie helfen, die natürliche Elastizität und Gleitfähigkeit deines Gewebes wiederherzustellen.

Kräftigen für Stabilität und Belastbarkeit

Eine schwache Muskulatur ist eine häufige Ursache für Fehlhaltungen und Überlastungsschmerzen. Gezielte Kräftigungsübungen stärken die Haltemuskeln entlang deiner Wirbelsäule, deine Rumpfmuskulatur (Core) und die großen Gelenke. Eine gut trainierte Muskulatur stützt deinen Körper, entlastet Gelenke und Bänder und macht dich widerstandsfähiger gegen Belastungen des Alltags.

Stabilisierung und Koordination für Kontrolle und Balance

Die Übungen schulen das Zusammenspiel zwischen Muskeln und Nervensystem. Es geht darum, nicht nur Kraft zu haben, sondern diese Kraft auch präzise steuern zu können. Stabilisationsübungen verbessern dein Gleichgewicht, deine Körperkontrolle und die Fähigkeit deines Gehirns, Bewegungen effektiv zu koordinieren. Dies ist entscheidend, um Fehlbewegungen und somit zukünftige Schmerzen zu vermeiden.

Atmung als Schlüssel zur Regulation

Wie du bereits gelernt hast, ist die Atmung eng mit deiner Haltung, deinem Nervensystem und deinem Stresslevel verbunden. Integrierte Atemübungen helfen dir, tiefer und entspannter zu atmen, was die Spannung im Zwerchfell und der umgebenden Muskulatur löst. Eine bewusste Atmung (siehe dazu den folgenden Abschnitt) beruhigt zudem dein Nervensystem, reduziert Stress und fördert die Sauerstoffversorgung deiner Zellen. Sie ist oft der direkte Weg, um das überaktive Schmerzalarmsystem zu beruhigen.

HINWEIS

> Die meisten Übungen beinhalten alle vier Aspekte: Mobilisieren, Kräftigen, Stabilisieren und Dehnen. Es sind Bewegungen für den Alltag, die so häufig wie möglich immer wieder zwischendurch ausgeführt werden können. Und sollen!

Die Atmung

Deine Atmung ist ein mächtiges Werkzeug im Umgang mit Schmerz und Stress und elementar für dein gesamtes Wohlbefinden. Da sie im Alltag häufig doch zu kurz kommt, möchte ich hier noch einmal ganz explizit darauf eingehen. Die meisten Menschen atmen flach und primär in die Brust. Dies aktiviert den sympathischen Teil des Nervensystems (Kampf-oder-Flucht-Modus), was zu dauerhafter Anspannung, erhöhtem Stresslevel und einer erhöhten Schmerzempfindlichkeit führen kann. Eine tiefe, bewusste Bauchatmung (Zwerchfellatmung) hingegen aktiviert den parasympathischen Teil deines Nervensystems (Ruhe-und-Verdauungs-Modus) und hat unmittelbar positive Effekte.

Die Muskulatur entspannt sich: Das Zwerchfell ist ein großer Muskel, der bei korrekter Atmung die umliegende Rumpfmuskulatur sanft massiert und Verspannungen löst. Dein Zwerchfell (der Atemmuskel – ein großer, kuppelförmiger Muskel direkt unter der Lunge) spannt sich an und bewegt sich nach unten. Es drückt sanft nach unten in deinen Bauchraum. Diese Abwärtsbewegung des Zwerchfells massiert und komprimiert sanft deine Bauchorgane, wie Magen und Darm, was deren Durchblutung und Funktion anregt – wie eine innere Organmassage. Gleichzeitig weiten sich deine Rippen seitlich sowie leicht nach vorne, um Platz für die Lunge zu schaffen. Der entstehende Unterdruck wiederum zieht Luft in die Lungen. Deine Bauchdecke wölbt sich leicht nach außen. Das ist die Bauchatmung, die dein Nervensystem beruhigt und deinen Rumpf auf Stabilität vorbereitet. Beim Ausatmen entspannt sich das Zwerchfell und bewegt sich wieder nach oben, wie eine sich hebende Kuppel. Die Bauchorgane können sich wieder ausdehnen. Dein Brustkorb zieht sich zusammen und Luft strömt aus den Lungen. Besonders bei kräftigem Ausatmen (wie bei Anstrengung) werden deine tiefen Bauchmuskeln, die wie ein inneres Korsett wirken, und dein Beckenboden aktiviert. Sie ziehen sich leicht zusammen und unterstützen so die Stabilität deines Rumpfes, während du Kraft aufbringst.

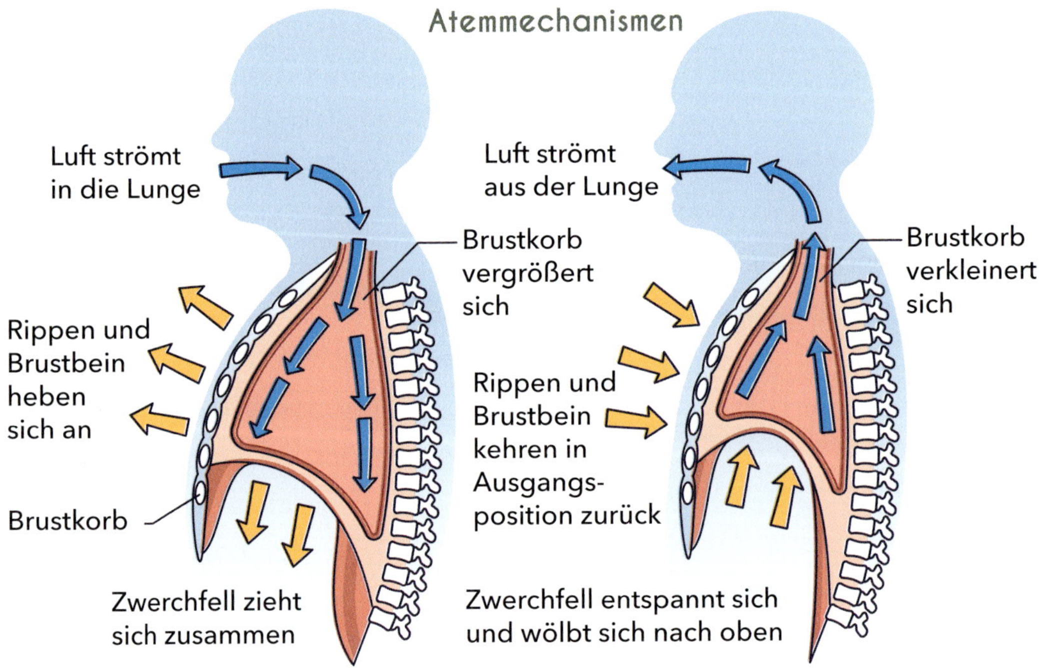

Einatmung: Beim Einatmen füllt sich deine Lunge mit Luft. Der Brustkorb weitet sich und die Rippen öffnen sich nach außen. Das Zwerchfell, dein großer Atemmuskel, bewegt sich aktiv nach unten. Dadurch drückt und massiert es die Bauchorgane, was eine positive Wirkung auf deine Verdauung hat.

Ausatmung: Beim Ausatmen entspannen sich dein Zwerchfell und deine Muskulatur. Der Brustkorb senkt sich und die Rippen ziehen sich wieder zusammen. Die Lunge schrumpft und die Luft entweicht aus deinem Körper. Die Bauchorgane kehren in ihre ursprüngliche Position zurück. Das ist ein passiver Prozess, bei dem dein Körper in einen Zustand der Entspannung übergeht.

Eine ruhige Atmung signalisiert deinem Gehirn Sicherheit, senkt die Produktion von Stresshormonen und beruhigt das überaktive Schmerzalarmsystem. Der Körper und alle Zellen werden besser mit Sauerstoff versorgt, was die Regeneration fördert und Müdigkeit entgegenwirkt. Die Bauchatmung aktiviert indirekt deine tiefe Rumpfmuskulatur, was zu mehr Stabilität führt.

Allein durch die Atmung kannst du also viel zum Positiven verändern: Durchblutung verbessern, Entspannung, Schlaf und Konzentration fördern, Schmerzen lindern. Die richtige Atmung befreit und mobilisiert und löst dich aus Kurzatmigkeit und Stress. Eine tiefe Atmung allein ist schon Bewegung: Einatmend dehnen sich die Rippen nach vorne aus, die Lunge kann sich nach vorne und unten ausdehnen, die Organe werden gequetscht und dadurch »ausgedrückt«, so können neue Nährstoffe hineintransportiert werden.

In den 2-Minuten-Übungen ist die bewusste Atmung kein separater Schritt, sondern ein integrierter Bestandteil. Du wirst lernen, deine Bewegungen mit deiner Atmung zu synchronisieren, um die Wirkung zu maximieren. Die Atmung hilft dir, im Moment und achtsam zu bleiben und deinem Körper positive Signale zu senden. Sie wirkt wie eine Mini-Meditation oder ein Entspannungs-Booster.

Deine Atmung bei den 2-Minuten-Übungen

Die richtige Atmung beim Training ist enorm wichtig für korrekte Körperhaltung, Aufrichtung, Druck und Kraftauswirkung. Sie kann deine Leistung steigern, dich stabilisieren und sogar Schmerzen vorbeugen, denn sie ist weit mehr als nur Lufteinfuhr und -ausfuhr; sie ist ein intelligentes Zusammenspiel deines gesamten Rumpfes.

Die goldene Regel der Atmung beim Sport: Atme aus bei der Anstrengung, atme ein bei der Entspannung. Wenn du Kraft aufwenden musst und deine Muskeln kürzer werden, sich also anspannen, um eine Bewegung auszuführen (zum Beispiel beim Hochdrücken, Aufrichten oder Heben), atmest du aktiv aus. Das unterstützt die Muskelarbeit, stabilisiert deinen Rumpf und hilft dir, die Last besser zu bewältigen. Bei der Kniebeuge beispielsweise atmest du beim Hochkommen aus der tiefsten Position kräftig aus.

Wenn du die Muskeln unter Kontrolle verlängerst und die Last nachlässt, du also entspannst (zum Beispiel beim Herunterlassen oder Absenken), atmest du ruhig ein. Im Beispiel der Kniebeuge atmest du beim Hinuntergehen in die Kniebeuge ruhig ein.

Diese Regel hilft dir, die tiefen Bauchmuskeln und den Beckenboden optimal zur Stabilisierung zu nutzen und deinen Körper während der anstrengendsten Phase zu unterstützen. Es ist eine Technik, die den größten Nutzen für deinen Rumpf und deine allgemeine Stabilität bringt. Manchmal kann es bei sehr hohen Wiederholungszahlen oder bei bestimmten Zielen auch Ausnahmen geben, aber die genannte Regel ist der Standard und die sicherste Empfehlung für die meisten Übungen, besonders wenn es um den Aufbau von Kraft, Stabilität und die Entlastung des Rückens geht.

Wenn wir in einer Position verweilen, atmen wir entspannt weiter ein und aus. Am Anfang darfst du dich gerne erst einmal auf die Ausführung an sich konzentrieren, die richtige Atmung kommt mit der Zeit. Lasse dich davon also nicht unter Druck setzen.

HINWEIS

Die Atmung ist dein direkter Draht zur inneren Stabilität und Kraft. Sie ist der Schlüssel, um nicht nur deine Lungen zu füllen, sondern deinen gesamten Rumpf zu aktivieren und dein Nervensystem optimal auf Bewegung einzustellen. Eine bewusste Atmung ist die Basis für jede effektive Übung und ein riesiger Schritt zu mehr Wohlbefinden und Schmerzfreiheit.

Wie können die Übungen umgesetzt und kombiniert werden?

Mein Konzept der »2-Minuten-Physio« ist darauf ausgelegt, maximale Flexibilität und Nachhaltigkeit in deinem Alltag zu ermöglichen. Ein paar Dinge sind mir bei der Umsetzung und Kombination besonders wichtig:

- **Regelmäßigkeit:** Es ist wichtiger, die Übungen jeden Tag 2 Minuten zu machen, als einmal pro Woche eine Stunde zu trainieren. Die Regelmäßigkeit sendet kontinuierlich positive Signale an dein Nervensystem und bildet starke Gewohnheitsmuster. Finde einen festen Zeitpunkt – zum Beispiel direkt nach dem Aufstehen, vor dem Zähneputzen, in der Mittagspause oder vor dem Schlafengehen – und mache diese 2 Minuten zu einem nicht verhandelbaren Teil deines Tages.
- **Flexibilität im Alltag:** Du kannst die 2 Minuten am Stück absolvieren oder aufteilen, zum Beispiel eine Minute morgens und eine Minute abends. Wenn du ein paar Minuten mehr Zeit hast, mache einfach eine weitere Runde oder kombiniere mehrere Übungen. Das Buch bietet dir Übungssequenzen, die du je nach Bedarf anpassen kannst.
- **Höre auf deinen Körper:** Beginne immer sanft und achte auf die Signale deines Körpers. Ein leichtes Ziehen oder ein Gefühl der Anstrengung ist normal und zeigt, dass du an der richtigen Stelle arbeitest. Starker, stechender Schmerz oder Schmerz, der lange nach der Übung anhält, ist ein Zeichen zum Innehalten, zur Anpassung der Intensität oder zur Rücksprache mit einem Experten. Denke daran: Schmerz ist nicht gleich Schaden. Du lernst, die feinen Nuancen deines Körpers zu verstehen.
- **Langsame Steigerung:** Wenn eine Übung zu leicht wird, kannst du die Anzahl der Wiederholungen erhöhen, die Haltedauer verlängern oder Gewichte dazunehmen. Versuche im Laufe der Zeit so gut wie möglich an die Ausführung, die auf den Bildern gezeigt wird, heranzukommen. Durch die

langsame, kontinuierliche Steigerung der Belastung (progressive Überlastung) wird der Aufbau von Kraft und Beweglichkeit optimal gefördert.

- **Achtsame Ausführung:** Führe jede Bewegung bewusst und kontrolliert aus. Spüre in deinen Körper hinein, nimm wahr, welche Muskeln arbeiten und wie sich deine Faszien dehnen. Qualität geht vor Geschwindigkeit. Die Übungen sind auch eine kleine Achtsamkeitsübung für deinen Körper.
- **Kombination und Personalisierung:** Das Buch stellt dir verschiedene Übungen für unterschiedliche Körperbereiche vor. Du kannst diese gezielt kombinieren, um auf deine individuellen Bedürfnisse einzugehen. Hast du heute Nackenschmerzen? Dann fokussiere dich auf Nacken- und Schulterübungen. Fühlen sich deine Hüften steif an? Dann wähle die entsprechenden Mobilisierungen. Passe die Übungen auch an deine individuellen körperlichen Voraussetzungen an. Du wirst lernen, deine eigene tägliche 2-Minuten-Routine zusammenzustellen.

Equipment

Eigentlich brauchst du nur, was die Natur dir gegeben hat: dich. Für die Übungen nimmst du an Hilfsmitteln, was du hast. Sei es eine Treppenstufe oder ein Yogablock, eine Hundeleine oder ein Handtuch, eine Matte oder eine Decke. Und vielleicht einen Spiegel zur Kontrolle. Wenn die Übungen gut klappen und du dich mehr fordern möchtest, kannst du auch Gewichte dazunehmen. Krafttraining macht uns belastbarer für den Alltag (sei es beim Tragen eines Kindes oder beim Heben von Einkäufen), wenn es richtig ausgeführt wird.

So gelingt das Training

Wenn eine Übung oder der Alltag wehtun, halte kurz inne und führe einen (teilweisen) Körperscan durch. Höre zu, was der Körper zu sagen hat. Wenn du Blockaden oder Beschwerden bemerkst, warte nicht ab, ob es von alleine besser wird. Arbeite gleich daran.

Gib nicht auf, wenn etwas schmerzt. Kontrolliere: Tut es wirklich weh, ist es vielleicht »nur« ein unangenehmes Ziehen, wird es besser?

Sage nicht »Das kann ich nicht«, sondern probiere es lieber einfach mal aus, auch wenn du die Schmerzen und Einschränkungen schon lange hast.

Die richtige Ausführung und das Üben mit Achtsamkeit sind entscheidend. Traue dich, dich von den strikten Bewegungsvorgaben zu lösen und so zu üben, dass die Übungen angenehm (öffnend) und/oder hilfreich (stabilisierend/mobilisierend) sind.

Trainiere individuell: Bewege dich in den Übungen so, wie es dir guttut. Jede Übung kann so angepasst werden, dass sie dir hilft und du sie mit deinem individuellen Körper gut ausführen kannst. Du weißt am besten, was angenehm, öffnend und hilfreich ist.

Passe alle Übungen so an, dass die Bewegung für dich möglich ist. Es ist völlig okay, wenn es nur die Hälfte der Bewegung ist, der herabschauende Hund nicht annähernd so aussieht wie bei mir oder du die Arme viel weiter auseinandernimmst als ich. Arbeite an deinem angenehmen und effektiven Bewegungsende und so gut es möglich ist. Die Übungen auf den Bildern zeigen eine »Idealposition«. Beginne so, wie es dir und deinem Körper möglich ist, der Rest entwickelt sich mit der Zeit.

Gleichgewichtsübungen sollen dich herausfordern. Wenn du dabei steif stehst und dich nicht bewegen musst, ist die Übung nicht effektiv genug. Das Ziel ist es, deine kleinen stabilisierenden Muskeln zu aktivieren, die dich bei unvorhergesehenen Bewegungen oder leichten Schwankungen abfangen und so aktiviert werden.

Passe auch die Belastung und Beweglichkeit an. Ist bei Übungen für beide Seiten eine Seite schwächer, dann trainiere so, dass es für die schwächere Seite möglich ist. Im Laufe der Zeit wird die schwächere Seite besser werden. Auch was dein Equipment angeht, passt du die Übungen an deine individuellen Bedingungen an. Du hast keine Matte, dann übe auf einer Decke. Dein Handtuch ist nicht lang genug, dann nimm einen Schal. Steigere dich langsam, um deinen Körper auf sichere Weise an die neue Belastung zu gewöhnen. Mache dir keinen Stress, weil nicht alles auf Anhieb perfekt klappt. Akzeptiere das Hier und Jetzt und baue darauf auf.

Der Körper verfällt gerne in alte Muster, deswegen ist es gut, die Ausführung immer wieder zu kontrollieren und zum Beispiel zu überprüfen, ob die Schultern nach hinten und unten gezogen sind. Der Körper zieht sie automatisch wieder hoch. Das »Zurückfallen« ist eine Mischung aus erlernter Bequemlichkeit, die durch Gewohnheit im Muskelgedächtnis festgeschrieben ist, Energieersparnis und der verzweifelten, aber oft kontraproduktiven Strategie des Körpers, mit dem Schmerz umzugehen. Um das zu ändern, braucht es bewusste, regelmäßige Bewegung, um das Muskelgedächtnis umzuschreiben und die richtigen Muskeln zu stärken.

Wenn eine Übung zu anstrengend ist, gehe einen Schritt zurück. Strecke die Beine weniger, nimm die Arme weiter runter. Oder suche dir eine andere Übung, die dir aktuell möglich ist.

Wenn die Aufrichtung nicht hundertprozentig funktioniert, kein Problem. Richte dich so gut auf, wie es geht. Die Grundspannung ist wichtig. Wenn dich die Aufrichtung stresst, bringt die beste Übung nichts. Es muss nicht gut aussehen, es muss helfen. Auch dein Alltag ist Training, achte daher auch hier auf die richtigen Bewegungen. Wenn du zum Beispiel von einem hohen Regal etwas herunterholen musst, ziehe die Schulter runter, richte die Brustwirbelsäule auf und schon ist die Beweglichkeit der Schulter größer. Bewege dich achtsam im Alltag.

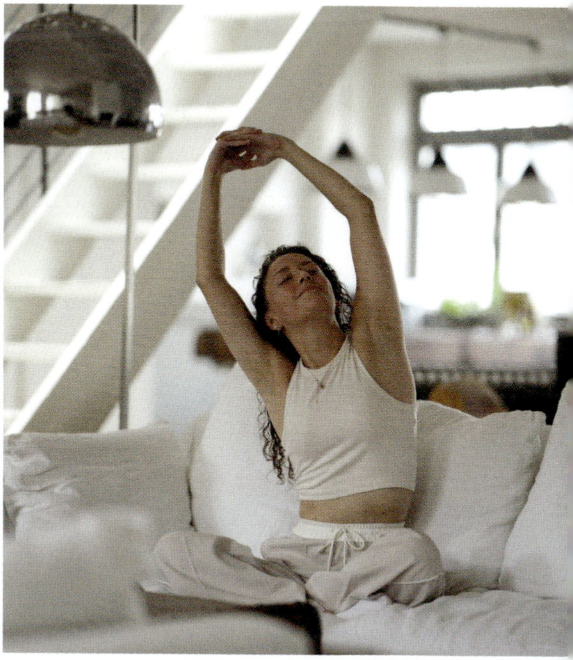

Achtsames Öffnen und Mobilisieren im Alltag: Auch kleine Bewegungen im Sitzen helfen, Spannungen und Stress zu lösen und das Körperbewusstsein zu stärken.

Mache zwischen den Sätzen 30 bis höchstens 60 Sekunden Pause. Bei Krafttraining mit Ziel des Muskelwachstums (Hypertrophie-Training) ist es für einen optimalen Trainingsfortschritt wichtig, 2 bis 5 Minuten zu pausieren. Für die beschriebenen Übungen zu Hause genügt, wie gerade erwähnt, eine kürzere Pause.

Wenn du alleine nicht weiterkommst, melde dich bei mir. Es gibt noch mehr Möglichkeiten, und manchmal hilft der Blick von außen.

Status quo - lerne durch den Körperscan zuzuhören und finde Beschwerden

Im hektischen Alltag überhören wir oft die leisen Warnsignale unseres Körpers. Unser Auto hat Signalleuchten, die uns zeigen, was kaputt ist. Genauso zeigt uns der Körper, was ihm fehlt. Wir müssen nur wieder lernen, diese Signale wahrzunehmen und früh darauf zu reagieren. Das ist wie bei einer Pflanze, bei der man schaut, ob sie trocken ist, im Wasser steht, ob die Blätter herunterhänge, sie Ungeziefer oder nicht genug Erde hat – und man überlegt, ob man sie gießen, in die Sonne stellen oder umtopfen muss. Genauso gibt es bei unserem Körper viele Stellschrauben, mit denen man leicht etwas verbessern kann, wenn man denn genau hinschaut. Wir müssen wieder lernen, früh zu reagieren, damit es nicht schlechter wird oder damit es schnell wieder besser wird.

Ich zeige dir zwei kraftvolle Methoden, in deinen Körper hineinzuhören und wieder zu lernen, seine Signale wahrzunehmen. Das gelingt dir am besten mithilfe des Körperscans, für den es zwei Varianten gibt:

- Der **Körperscan in Ruhe** (siehe Seite 65), bei dem du dir eine bequeme Position suchst und in Stille angeleitet mit den Gedanken durch deinen Körper wanderst und einfach nur wahrnimmst, wie es dir geht. Nimm nur wahr, bewerte nicht. Diese Übung ist gleichzeitig eine einfache und effektive Meditation, um zum Beispiel nach einem stressigen Arbeitstag zur Ruhe zu kommen.
- Die zweite Möglichkeit ist der **Körperscan in Bewegung** (siehe Seite 69), bei dem jeder Körperteil entsprechend der Anleitung bewegt wird und du spüren und sehen kannst, wo Blockaden, Einschränkungen oder Schmerzen sind.

Natürlich fehlt hierbei die Betrachtung des Alltags, also Gewohnheiten, Verhalten und Stress, denn die Psyche sowie die Ernährung und Umweltfaktoren haben Einfluss auf dein Wohlbefinden. Aber der Körperscan hat direkt unmittelbare positive körperliche Auswirkungen. Das Gelenk oder der Muskel reagiert beim Körperscan, der ja auch gleichzeitig ein »Ölen« und ein Üben ist, sofort, weshalb der Scan geradewegs zu mehr Wohlbefinden führen kann. Bei Gewohnheiten, im Verhalten und beim Mindset dauert es etwas, bis die Veränderung spürbar wird.

Betrachte also für einen ganzheitlichen Ansatz und mehr Kontrolle auch die anderen Faktoren, die individuell bei jedem Einfluss haben.

Körperscan in Ruhe

Der stille Körperscan ist eine einfache, kraftvolle Übung, um wieder in Kontakt mit deinem Körper zu kommen. Gemeinsam mit einem achtsamen Umgang mit dir selbst kannst du so schneller Lösungen für deine Beschwerden finden. Dazu solltest du im hektischen Alltag immer wieder innehalten und den Fokus von der Außenwelt auf das Innere legen.

Den Körperscan kannst du immer und überall machen, wenn du merkst, dass du es brauchst. Hast du Kopfschmerzen? Dann halte inne und spüre in deinen Körper hinein – sind die Schultern angespannt und hochgezogen, bist du total kurzatmig? Kein Wunder, dass der Kopf schmerzt. Tief durchatmen und die Schultern nach hinten unten ziehen.

Diese Signale sind uns oft gar nicht bewusst. Angespannte Schultern, ein schmerzender Rücken, eine krumme Haltung sind nicht normal. Wir müssen lernen, das wieder wahrzunehmen und zu prüfen, ob wir gestresst sind oder uns ständig im Fluchtmodus befinden.

Es geht nicht darum, etwas zu bewerten oder sofort zu verändern, sondern nur wahrzunehmen und anzuerkennen, was jetzt gerade ist. Diese Beobachtungen geben dir wertvolle Hinweise auf dein körperliches und emotionales Befinden.

Meditation

Dein stiller Körperscan ist gleichzeitig eine wunderbare Meditation, weil er deine Aufmerksamkeit bewusst und systematisch auf verschiedene Körperteile lenkt, ohne zu bewerten. Diese fokussierte, nicht-reaktive Beobachtung des gegenwärtigen Moments ist der Kern der Achtsamkeitsmeditation. Du kannst den meditativen Scan immer wieder anwenden, ob morgens vor dem Aufstehen oder abends vor dem Schlafengehen.

Diese Übung kann jederzeit und überall durchgeführt werden – als kurze Auszeit oder als längere, bewusste Begegnung mit dir selbst. Je öfter du sie praktizierst, desto vertrauter wirst du mit der Sprache deines Körpers.

HINWEIS

Beim Körperscan in Ruhe geht es darum, zu schauen, ob es Bereiche gibt, an denen du deutliche Spannungen fühlst, Wärme, Kälte oder andere Empfindungen wahrnimmst. Spürst du Unterschiede zwischen der linken und der rechten Seite? Kribbelt es? Lasse dir dabei Zeit und nimm dir bei jedem Körperteil einen Moment um hineinzuspüren. Ich gebe dir in der Übungsanleitung immer wieder Hinweise, auf was du besonders achten kannst. Das sind Beschwerden oder Empfindungen, die ich in meiner Praxis besonders häufig beobachte.

Ausführung des Körperscans in Ruhe

Nimm dir einen Moment Zeit für dich, um deinem Körper und deinem Inneren wieder mehr Aufmerksamkeit zu schenken.

Suche dir einen ruhigen Ort, an dem du ungestört bist. Komme für den ersten Scan in eine bequeme Position im Sitzen oder Liegen und stelle die Beine auf. Die Füße berühren den Boden, dein Körper ist symmetrisch ausgerichtet. Danach führst du den Scan im Stand aus, weil jede Position anders wirkt und andere Signale senden kann.

Schließe die Augen. Atme ruhig ein und aus, um im Hier und Jetzt anzukommen. Wandere nun mit deiner Aufmerksamkeit ganz langsam und bewusst durch deinen Körper. Beobachte alle Empfindungen.

- Beginne an den Füßen. Lenke die Aufmerksamkeit auf die Füße und spüre den Kontakt zum Boden. Nimm wahr, ohne zu bewerten. Atme weiter ruhig ein und aus. Berühren sich die Zehen oder liegen sie ganz entspannt auf dem Boden? Achte auf die Empfindungen in den Zehen: Fühlst du ein Kribbeln, Kälte oder Wärme? Spürst du einen Unterschied zwischen links und rechts? Wie fühlen sich das Fußgewölbe und die Ferse an? Wo liegt dein Fuß auf?
- Wandere langsam in deinem Tempo mit deiner Aufmerksamkeit weiter nach oben: in die Unterschenkel, die Waden, die Unterschenkel-Vorderseite.
- Konzentriere dich dann auf die Knie: Spürst du Spannung im Knie oder auf der Kniescheibe?
- Gehe weiter zum Oberschenkel: Fühlst du Spannungen auf der Vorderseite?
- Führe deine Aufmerksamkeit zu Becken, Hüfte und Gesäß: Wie fühlen sich die Hüftgelenke rechts und links an? Wie liegen die Sitzbeinhöcker auf? Spürst du Wärme oder ein Kribbeln, eine Spannung im Hüftbeuger?
- Wandere mit den Gedanken weiter in den Bauchraum und hinauf zu deiner Brust. Atmest du in den Bauch oder den Brustraum? Hebt sich der Bauch beim Atmen? Falls du ein leichtes Ziehen beim Einatmen in den Brustraum fühlst – genieße die Dehnung und die Weite. Achte auf deinen Herzschlag.
- Wandere mit der Aufmerksamkeit zu deinem unteren und mittleren Rücken. Fühlst du Spannungen? Ist dein Rücken im Hohlkreuz? Spürst du die Rückenlehne, den Boden?
- Bringe deine Aufmerksamkeit zu deinem oberen Rücken, den Schultern und Schulterblättern: Ist eine Schulter höher als die andere? Fühlst du eine Spannung zwischen den Schulterblättern? Wirst du von Spannungen im Brustkorb nach vorne gezogen?
- Gehe langsam weiter zu deinem Nacken und Hinterkopf: Fühlst du Spannungen? Hängt dein Hinterkopf nach hinten, bist du im »Geierhals«?
- Spüre nun, wie sich dein Gesicht, die Wangen, die Augenbrauen und deine Augen anfühlen. Der Kiefer, die Lippen und die Zunge. Fühlst du eine

Spannung zwischen den Augenbrauen? Ist der Kiefer angespannt? Lasse die Zunge in den Unterkiefer sinken, lasse die Lippen locker.

- Wandere zuletzt mit deiner Aufmerksamkeit zu deinen Oberarmen, den Ellenbogen, den Unterarmen und hinunter bis zu deinen Händen und Fingern. Fühlst du Spannungen? Sind die Hände entspannt und frei oder zusammengekrallt?
- Nimm zum Schluss noch einmal deinen ganzen Körper in seiner Ganzheit wahr. Spüre, wie du dich fühlst und wie es dir gerade geht. Lege den Fokus nochmals auf den Atem. Atme natürlich ein und aus. Versuche, ganz bewusst tief auszuatmen.
- Nimm dir noch einen Moment Zeit in der Stille. Frage dich, ob dein Körper dir heute etwas Besonderes mitteilen wollte.

Wenn du bereit bist, bewege sanft deine Finger und Zehen. Öffne langsam die Augen und nimm den Raum um dich herum wieder wahr.

TIPP

Nimmst du Anspannungen wahr, darfst du sie auch gleich während des Körperscans lockern: Spanne dazu die Muskulatur gezielt an, um sie dann wieder bewusst wieder loszulassen.

Körperscan für zwischendurch

Du kannst jederzeit kurz in deiner aktuellen Position »einfrieren« und schauen, was dein Körper gerade macht. Oder du schaust dir nur den Bereich an, der gerade Probleme macht.

Körperscan in Bewegung

Der Körperscan in Bewegung ist eine wichtige Vorübung, die dir hilft, herauszufinden, in welchen Gelenken Blockaden sitzen, ob alle Faszien und Bänder mobil und flexibel sind. Gibt es Unterschiede zwischen rechts und links? Bist du so beweglich, wie auf den Fotos zu sehen? Welche Positionen sind unangenehm? Du kannst den Körperscan jederzeit machen, ob morgens beim Aufstehen oder wenn es dir gerade nicht gut geht. Nimm dir einen Moment Zeit, um in deinen Körper hineinzuspüren und zu erkennen, was gerade los ist.

Für den Körperscan in Bewegung findest du auf den folgenden Seiten zahlreiche Übungen für unterschiedliche Bereiche deines Körpers. Vor allem, wenn du in einer Körperregion Beschwerden oder Probleme hast, bietet es sich an, den Körperscan hier auszuführen – natürlich kannst du aber auch alle Bereiche einmal scannen, um zu sehen, wie es dir geht.

Wenn du durch den Scan identifiziert hast, in welchen Bereichen du Einschränkungen und Probleme hast, kannst du dir ganz gezielt entsprechende Übungen für diese Körperbereiche heraussuchen. Auch der Scan in Bewegung selbst ist schon eine gute Übung für mehr Beweglichkeit und Kraft, denn der Körper passt sich automatisch an die richtigen Reize an. Der Körperscan ist also auch schon eine tolle Morgenroutine.

TIPP

Anfänger können die Übungen im Sitzen auf beiden Seiten gleichzeitig ausführen, um die Defizite oder die Unterschiede zwischen den Seiten noch besser wahrnehmen zu können.

Durch den Körperscan in Bewegung verbesserst du dein Körpergefühl, lernst Achtsamkeit, Ansteuerung und Aufmerksamkeit. Finde das für dich richtige Tempo, achte auf die richtige Ausführung und bleibe mit deiner Aufmerksamkeit bei der Übung. Das bewusste Wahrnehmen schult für den Alltag, sorgt für ein besseres Körpergefühl, zeigt dir, wenn eine Bewegung dir nicht guttut und du sie anders machen musst.

Gescannt - und nun?

Nimm dir nach der Übung vielleicht noch einen Moment Zeit, um deine Erfahrungen in einem Notizbuch festzuhalten. Welche Bereiche haben deine Aufmerksamkeit besonders angezogen? Welche Empfindungen waren präsent? Mit der Zeit wirst du so feinfühliger für die subtilen Signale deines Körpers und kannst besser auf seine Bedürfnisse eingehen.

Wenn du jetzt das Gefühl hast, es sind so viel mehr Probleme als erwartet und dass du das nicht schaffen kannst, keine Sorge! Das schaffst du und dieses Buch hilft dir dabei. Wenn das auch nicht reicht, suche dir Unterstützung durch einen Therapeuten oder melde dich bei mir. Du kannst lernen, wie du deinem Körper helfen kannst. Der erste Schritt ist schon geschafft. Gehe nun eines der identifizierten Themen nach dem anderen an. Schritt für Schritt. Die gute Nachricht ist, du hast es in der Hand.

Zehenklavier

Kannst du die großen Zehen gut isoliert ansteuern? Ist es dir möglich, alle Zehen gleich weit anzuheben? Lässt sich der große Zeh etwas weiter von den restlichen Zehen entfernt aufsetzen?

1. Setze dich auf einen Stuhl. Platziere beide Füße bewusst auf dem Boden. Hebe zuerst die beiden großen Zehen an, so weit, wie es dir möglich ist. Stelle die Zehen wieder entspannt und gerade auf dem Boden ab.
2. Hebe dann jeweils die anderen vier Zehen gleichzeitig an, so weit es dir möglich ist. Die großen Zehen bleiben auf dem Boden. Setze die Zehen wieder ab und hebe alle zehn Zehen zum Vergleich gleichzeitig an. Wiederhole die Übung langsam und achtsam. Setze dabei die großen Zehen mal weiter außen, mal ganz nahe am zweiten Zeh ab. Führe 2 bis 3 Wiederholungen durch.

Problem? Fix it!

Die Füße sind unser Fundament, je breiter es aufgestellt ist, umso besser. Enge Schuhe engen unser Fundament häufig ein, machen es zu schmal oder schwer beweglich. Durch diese Übung können wir Schmerzen lindern, den Lymphfluss anregen, die Durchblutung verbessern und sogar die Fußreflexzonen anregen – das hat einen großen Einfluss auf unsere Organe. Die Auswirkungen dieser kleinen Übung sind bis zur Hüfte spürbar.

Tendenziell beugen und krallen wir unsere Zehen, und das Zehenklavier ist die optimale Gegenbewegung, die feste Strukturen wieder lockert.

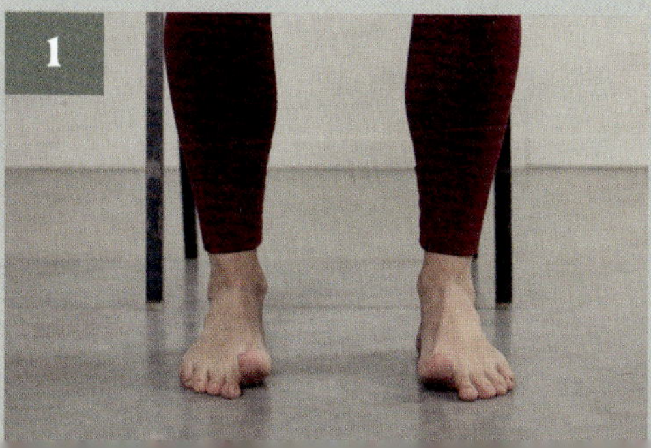

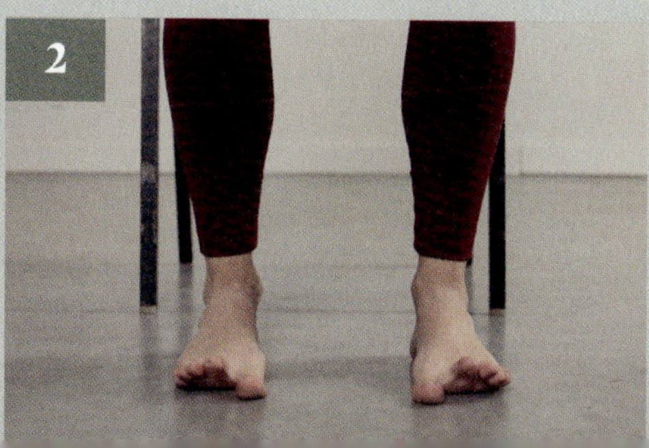

Zehenbeuger

Kannst du den Fuß entspannt und ohne Schmerzen und Ziehen senkrecht anheben? Wie fühlt es sich an, den Fuß über die Zehen abzurollen? Wie stark zieht es in der Endposition auf der Fußvorderseite? Fühlst du einen Unterschied zwischen links und rechts?

1. Setze dich auf einen Stuhl oder stelle dich aufrecht hin, um fordernder zu üben. Stelle beide Füße bewusst auf den Boden. Beginne mit dem rechten Fuß, führe die Bewegung langsam und bewusst aus. Nimm dir Zeit, um hineinzuspüren, wie sich die Übung für dich anfühlt und wo der Zug zu stark wird. Der linke Fuß steht entspannt auf dem Boden. Hebe die rechte Ferse vom Boden ab. Bringe sie langsam immer höher, bis der Fuß senkrecht steht. Spüre die Dehnung auf der Fußunterseite.
2. Rolle nun langsam über die Zehen nach vorne ab, bis dein Fuß auf den Zehen abliegt. Spüre in die Dehnung im Spann hinein. Komme langsam und bewusst in die Ausgangsposition zurück und wiederhole die Übung mit dem anderen Fuß. Führe die Übung langsam und achtsam 2- bis 3-mal pro Seite aus.

Diese Übung ist die passive Variante, aber du kannst die Zehen auch aktiv beugen und strecken. Hebe dazu den Fuß und bewege deine Zehen.

TIPP

Problem? Fix it!

Wie das Zehenklavier steigert diese Übung die Fußbeweglichkeit, lindert Schmerzen und regt die Durchblutung und den Lymphfluss an. Sie trainiert den Vorfuß: Wenn du die Zehen nach vorne abgelegt hast, werden die vorderen Strukturen geöffnet, der Spann gedehnt. Vom großen Zeh über das Sprunggelenk entsteht ein Zug, der alles öffnet und bis ins Schienbein wirkt. Liegen die Zehen unten auf und der Fuß steht senkrecht, wird die Fußunterseite gedehnt.

1

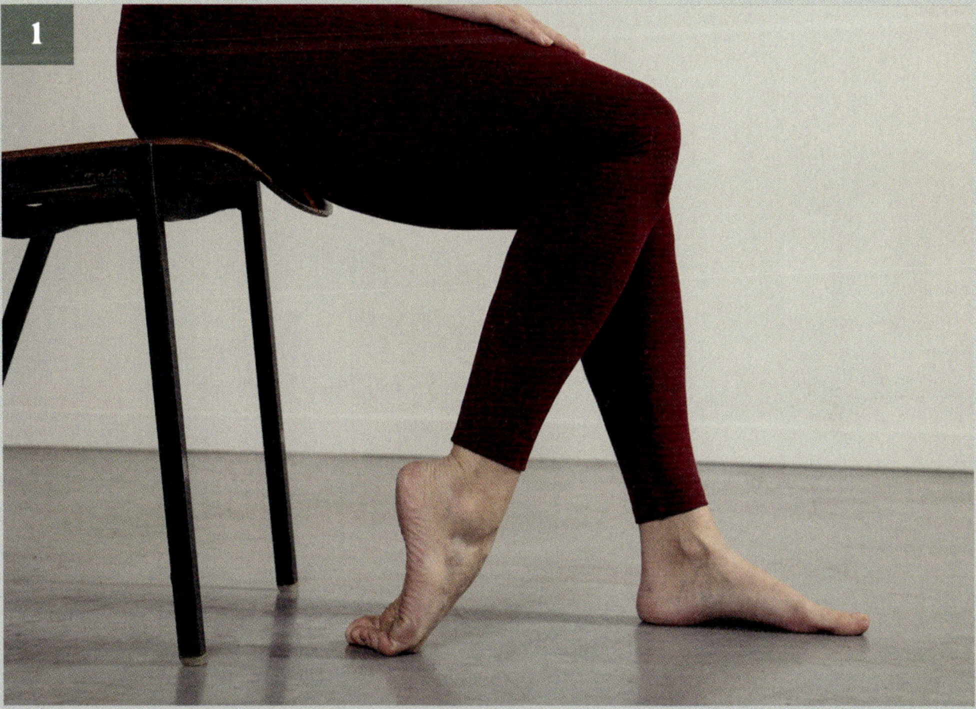

2

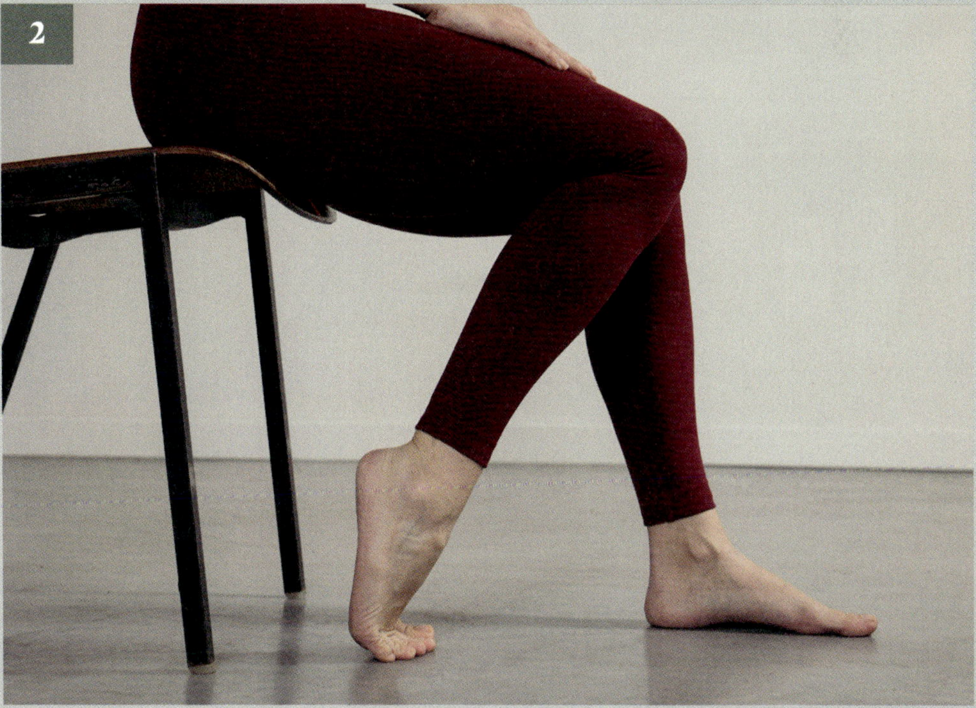

Sprunggelenke rotieren

Sind deine Sprunggelenke frei, kannst du deine Füße in beide Richtungen frei bewegen? Spürst du ein Ziehen beim Strecken der Zehen?

1. Setze dich auf einen Stuhl. Stelle beide Füße bewusst auf den Boden. Hebe den linken Fuß an, der rechte bleibt stabil auf dem Boden stehen. Ziehe die Zehen einmal Richtung Schienbein heran. Strecke dann die Zehen – wie eine Ballerina – nach vorne unten.
2. Beginne dann den Fuß aus dem Sprunggelenk heraus zu kreisen. Erst bewusst und langsam etwa 1 bis 2 Minuten in eine Richtung, dann in die andere. Spüre hinein, wo du Spannungen oder Blockaden spürst.
3. Setze den Fuß wieder bewusst auf dem Boden ab. Wechsle dann den Fuß. Wiederhole die Übung langsam und achtsam 2- bis 3-mal pro Seite.

Variante: Für Anfänger empfehle ich, im Sitzen beide Füße gleichzeitig zu rotieren. So kannst du Unterschiede zwischen links und rechts noch besser spüren. Wenn die Übung im Sitzen gut klappt, kannst du sie auch im Stehen testen.

Problem? Fix it!

In dieser einfachen Rotationsbewegung werden so viele Strukturen bewegt, dass sie eine schnelle, einfache und effektive Übung darstellt. Sie mobilisiert, kräftigt und lockert alle Strukturen der Füße.

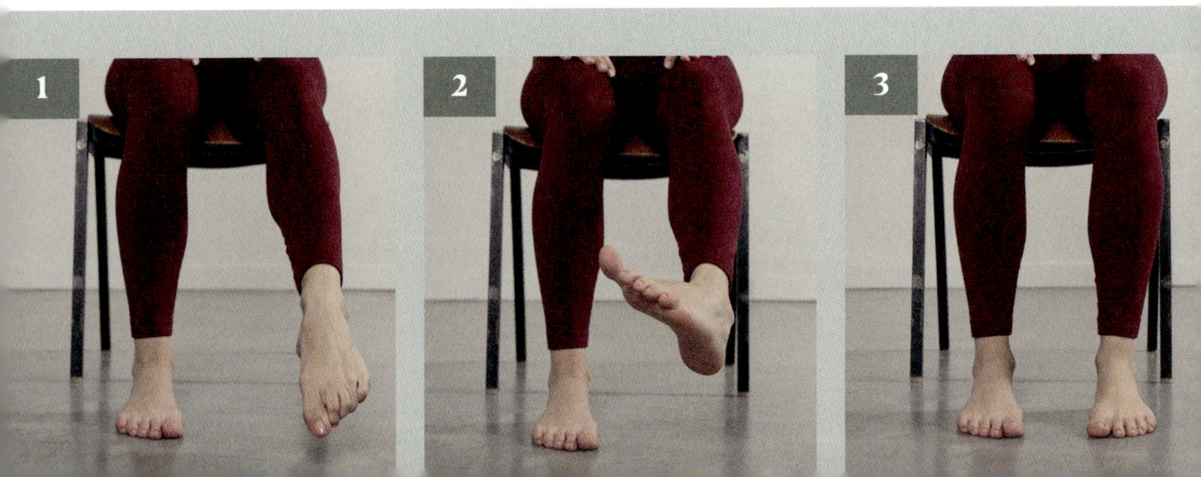

Knie-Scheibenwischer

Wie weit kannst du im Knie rotieren? Lässt sich dein Fuß frei nach links und rechts bewegen? Spürst du einen Unterschied zwischen links und rechts?

1. Setze dich auf einen Stuhl. Platziere beide Füße bewusst auf dem Boden. Achte darauf, dass deine Ober- und Unterschenkel im Knie jeweils einen 90-Grad-Winkel bilden. Hebe die Zehen rechts vom Boden ab (die Ferse bleibt am Boden) und drehe den Fuß so weit du kannst nach außen. Setze den Fuß kurz auf dem Boden ab.
2. Hebe die Zehen wieder an und drehe den Fuß so weit wie möglich nach innen. Setze auch hier den Fuß kurz auf dem Boden ab. Wiederhole die Bewegung 2- bis 3-mal und komme dann zurück zur Mitte. Wechsle die Seiten. Übe langsam und achtsam 2- bis 3-mal pro Seite.

Variante: Die Übung ist auch im Stehen oder in Bauchlage möglich. Achte immer auf den 90-Grad-Winkel im Knie, nur dann lassen sich Unterschenkel und Fuß im Kniegelenk drehen.

Problem? Fix it!

Eine tolle Übung bei Arthrose, die mehr Beweglichkeit fürs Knie bringt. Sie ist eine Bewegung, die häufig vergessen wird, aber wichtig ist, wenn du Schmerzen im Knie hast, die durch die verbesserte Beweglichkeit gelindert werden können.

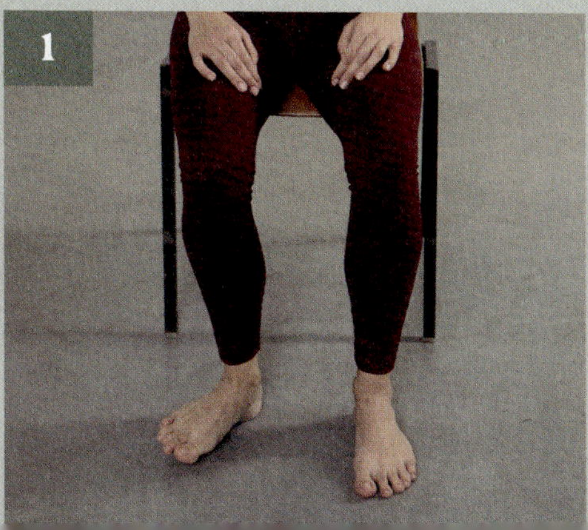

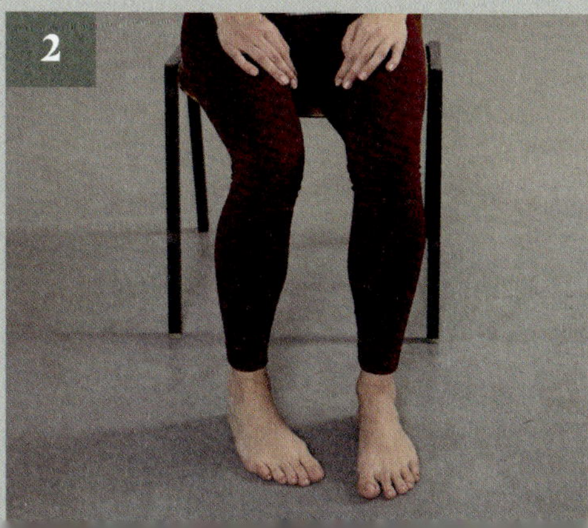

Knie strecken und beugen

Wie weit kannst du dein Bein beugen, wie weit kannst du es nach vorne anheben? Spürst du beim Flexen und Pointen der Zehen ein Ziehen in den Beinen oder im Gesäß? Hast du Schmerzen im Knie?

Vorübung

Als Vorübung kannst du das Bein strecken und die Zehen nach unten zeigen lassen (wie eine Ballerina). Bei dieser Variante hast du weniger Zug auf dem Bein und weniger Streckung auf der Beinrückseite. Wenn du die Zehen anziehst, verstärkst du den Zug auf der Rückseite.

1. Setze dich auf einen Stuhl. Platziere beide Füße bewusst auf dem Boden. Beginne mit dem rechten Fuß. Hebe erst die Ferse vom Boden ab und hebe dann den ganzen Fuß. Beuge dein Bein im Knie und schiebe den Fuß so weit wie möglich nach hinten. Halte den Fuß aktiv geflext.
2. Bewege dein Bein nun langsam nach vorne oben, bis es gerade nach vorne gestreckt ist. Ziehe die Zehen weiter zu dir heran. Setze den Fuß bewusst wieder auf dem Boden ab und wechsle die Seiten. Übe langsam und achtsam 2- bis 3-mal pro Seite.

Aufgepasst

Achte auf dein Knie und überstrecke es nicht. Du solltest hier keine Schmerzen im Knie haben. Ein Zug in der Beinrückseite oder der Kniekehle ist in Ordnung, solange er angenehm ist.

TIPP

Im Stand kann man diese Übung noch besser ausführen, weil hierbei kein Stuhl die Bewegung einschränkt. Damit es nicht zu wackelig wird, kannst du dich gerne mit einer Hand festhalten oder an der Wand abstützen. Achte darauf, dass dein Oberschenkel nicht mit in die Bewegung geht, sondern die Bewegung nur mit dem Unterschenkel ausgeführt wird.

Problem? Fix it!

Eine tolle Übung für das Knie, aber auch für die Zehen, die hier mitarbeiten müssen. Gleichzeitig gibst du deinen Beinmuskeln (vor allem auf der Beinrückseite) mehr Länge, die sehr wichtig für das Laufen ist.

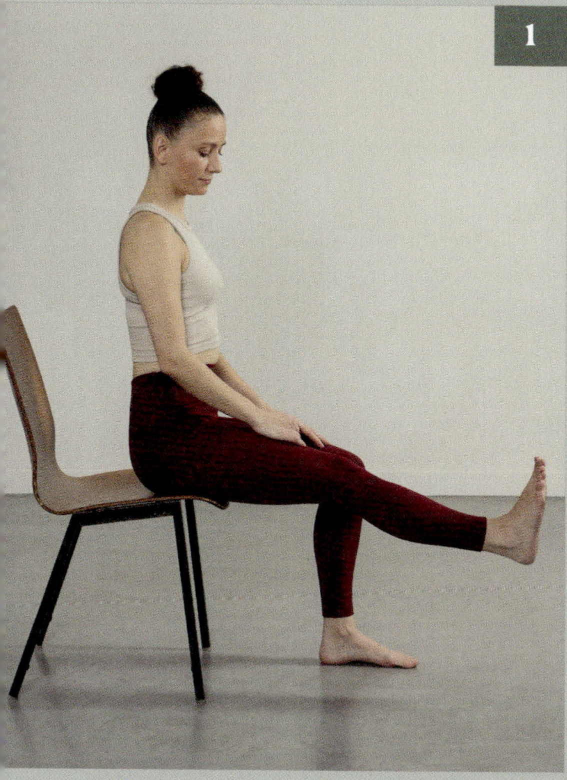

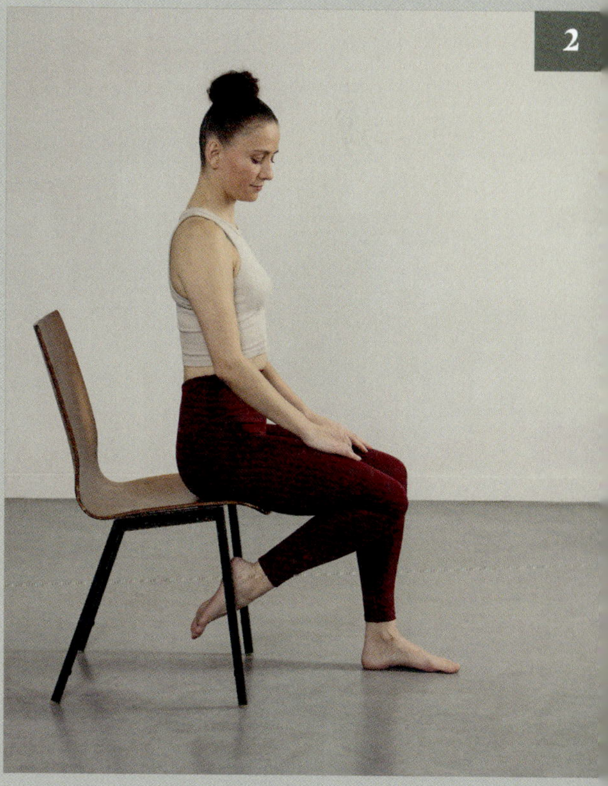

Beinkreisen

Spüre hinein, wo du bei dieser Übung am meisten Zug bemerkst. In der Oberschenkelvorderseite, der Kniekehle oder vom Gesäß bis in die Wade? Fühlen sich beide Seiten gleich an? Spüre jeden Millimeter deiner Bewegung. Krampft dein Muskel, wenn du das Bein nach hinten bewegst? Dann dehne die hintere Kette vor der Übung (siehe Seite 166).

1. Komme in einen aufrechten Stand. Verlagere dein Gewicht auf den linken Fuß. Hebe dein rechtes Bein so weit nach vorne oben an, wie es dir möglich ist. Ziehe die Zehen zu dir heran.
2. Beginne nun das Bein aus dem Hüftgelenk heraus im Uhrzeigersinn zu kreisen. Bewege dein gestrecktes Bein zuerst zur Seite nach außen.
3. Führe das Bein dann ganz bewusst nach hinten. Hier kannst du das Knie leicht beugen. Das Knie sollte bei vollem Bewegungsausmaß hinter dem Standbein sein, ohne dass du ins Hohlkreuz ausweichst. Versuche, jeden Millimeter deiner Rotation bewusst wahrzunehmen.
4. Komme dann mit dem Bein wieder nach vorne. Deine Hüfte, dein unterer Rücken und dein Oberkörper bleiben während der ganzen Übung stabil in der Mitte. Kreise das Bein 2- bis 3-mal und wechsle dann die Seite. Übe langsam und achtsam 2- bis 3-mal pro Seite.

TIPP

Anfänger können sich bei der Übung auch gerne festhalten, damit sie sich nicht zu sehr auf das Gleichgewicht konzentrieren müssen.

Aufgepasst: Wenn du das Bein nach hinten bewegst, achte darauf, dass du nicht ins Hohlkreuz gehst, sondern die Hüfte öffnest. Wenn das nicht klappt, beginne nochmals von vorne. Setze den Fuß auf, richte dein Becken aus und beginne den Kreis wieder vorne. So vermeidest du Schmerzen im unteren Rücken.

Problem? Fix it!

Diese Übung testet die Beweglichkeit von Hüfte, Knie, Sprunggelenken und Füßen. Sie ist eine Art Zusammenfassung aller bisherigen Übungen. Gleichzeitig ist sie ein Gleichgewichtstest und steuert die tiefe Muskulatur an, die die Gelenke aufrichtet.

Das Beinkreisen ist eine echte »Goldübung«, die unglaublich viele positive Effekte hat: Alle Muskeln deiner Beine werden gedehnt und mobilisiert: Wenn das Bein nach vorne gestreckt ist, wird die Rückseite geöffnet, auf der Seite wird die Innenseite gedehnt, hinten die Vorderseite. Diese Beweglichkeit ist enorm wichtig fürs Laufen. Wenn hier das komplette Bewegungsausmaß fehlt, kann sogar Laufen schädlich sein.

Die Übung unterstützt den Lymphfluss und den Körperkreislauf, sie reduziert die Reibung in der Hüfte und im Knie durch den Abbau der Muskelspannung und kräftigt die Oberschenkel.

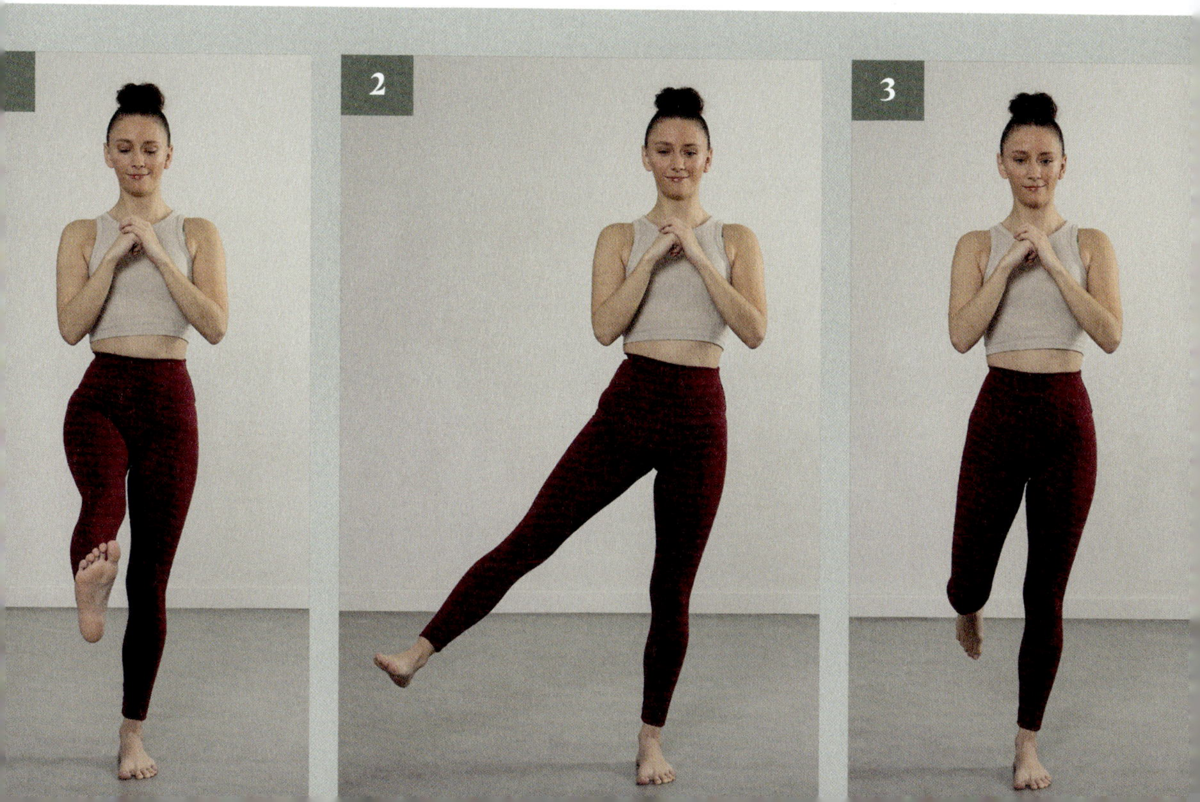

! Meine Lieblingsübung

Beckenschaukel

Kippst du stark ins Hohlkreuz oder ist die Gegenbewegung schwer? Fühlt es sich im Hohlkreuz unangenehm an? Kannst du den Rücken gut rund machen? Kannst du die Bauchmuskeln gut aktivieren oder sind sie zu schwach? Hilft dir die Atmung, in die Bewegung zu kommen? Schaffst du es, die Bewegung nur im unteren Rücken auszuführen? Öffnen sich die Strukturen hinten, wenn du den Rücken rund machst?

> **! Diese wichtige Alltagsübung ist die entscheidende Grundlage für viele weitere Übungen.**

1. Setze dich aufrecht auf einen Hocker und stelle beide Füße hüftbreit stabil auf den Boden. In Knien und Hüfte entsteht je ein 90-Grad-Winkel. Der Rücken ist gerade, deine Hände liegen auf den Knien. Die Handflächen zeigen nach oben.
2. Kippe nun dein Becken nach hinten, um es aufzurichten. Spanne dafür deine Bauchmuskeln leicht an und stelle dir vor, du ziehst dein Schambein sanft in Richtung deines Bauchnabels. Wenn du die Bewegung fortsetzt, wirst du spüren, wie dein unterer Rücken rund wird und du dich mehr auf deine Gesäßmuskeln oder deine Sitzbeinhöcker setzt. Du kannst auch hier mit der Atmung arbeiten – durchs Ausatmen kommst du noch weiter in die Bewegung.
3. Um dein Becken nach vorne zu kippen und ein Hohlkreuz zu bilden, lasse deinen Bauch locker und schiebe deine Hüftknochen sanft nach vorne. Du wirst spüren, wie sich dein unterer Rücken zu einem Bogen krümmt und du dich mehr auf dein Steißbein setzt. Mit dem Einatmen kannst du die Bewegung unterstützen. Gehe in dieser Position langsam und kontrolliert nur so weit, wie es angenehm ist. Viele Menschen haben unbewusst bereits ein starkes Hohlkreuz und dann ist es nicht angenehm, noch weiter in die Bewegung zu gehen. Daher solltest du dich auf die Gegenbewegung fokussieren: das Becken aufrichten. Wiederhole dies in fließenden Bewegungen 1 bis 2 Minuten lang.

Aufgepasst

Für Ungeübte kann es beim Aufrichten des Beckens (gerader oder runder unterer Rücken) angenehm im unteren Rücken ziehen. Das ist gut und soll und darf mobilisiert werden.

Bei der Gegenbewegung kann es oft ein unangenehmes Gefühl im unteren Rücken geben – hier solltest du daher nur so weit kippen, wie es angenehm ist.

TIPP

Du kannst diese Übung natürlich auch im Stehen durchführen. Leichter, isolierter kannst du sie allerdings im Sitzen umsetzen.

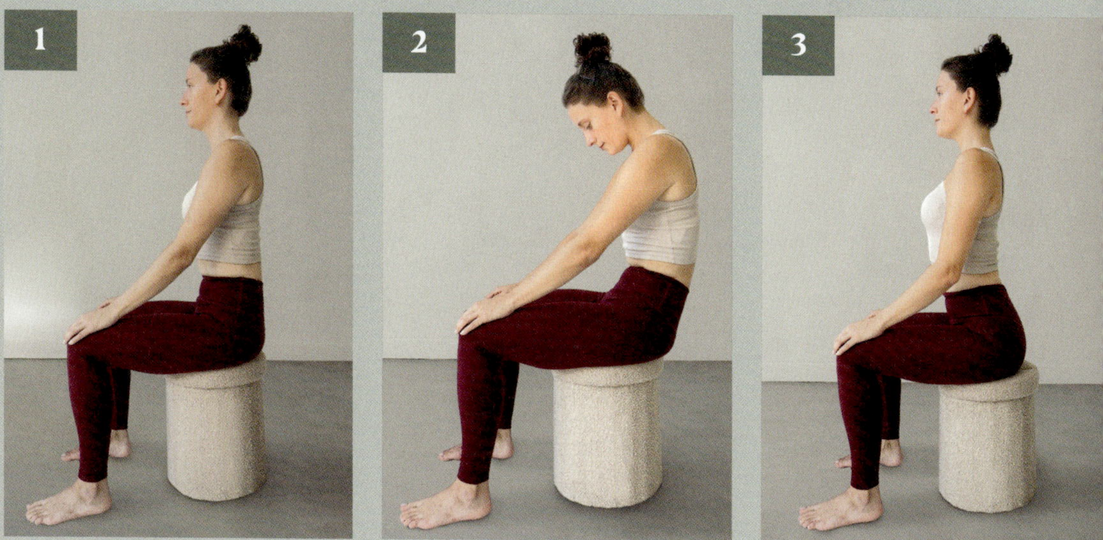

Problem? Fix it!

Das Hohlkreuz ist ganz normal und sollte nicht »wegtrainiert« werden. Dennoch ist die Gegenbewegung enorm wichtig, um dem Rücken die Spannung zu nehmen und ihm Entspannung zu geben. Du solltest bei der Übung keine Schmerzen im Rücken verspüren, es darf aber neben der Wirbelsäule ziehen. Durch die Übung werden Spannungen in der Tiefe gelöst, an Stellen, an die keine Hand von außen hinkommen würde. Eine steife Hüfte kann sogar Auslöser für Schulterschmerzen sein und ein immobiler Hüftbeuger zieht uns nach vorne unten.

Es gibt kaum etwas, für das diese Bewegung nicht gut ist. Die Bewegung findet in der Körpermitte statt und hat positive Effekte für Ober- und Unterkörper. Sie ist gut für Hüfte und Knie, Schulter und Rücken, Bauchorgane und Darm, Wirbelsäule und Bandscheiben. Sie:

- stärkt Muskeln, auch in der Tiefe
- ist Beckenbodentraining und -aktivierung, entspannt den Beckenboden
- stärkt Körperwahrnehmung und -haltung
- stärkt Verbindung von Atem, Rumpf und Beckenboden
- unterstützt die Bandscheiben. Wichtigste Prävention, weil dies die Bandscheiben durch Be- und Entlastung ernährt
- entlastet die Wirbelsäule, weil sie Spannung nimmt
- sorgt für eine gute Durchblutung und Nervenversorgung
- fördert Entspannung und das ganze Wohlbefinden
- hilft morgens beim Aufstehen und abends beim Einschlafen
- hilft gegen Schmerzen und Steifheit
- wirkt bei Problemen mit dem Iliosakralgelenk, ausstrahlenden Schmerzen in den Beinen, Ischias-Beschwerden, Piriformis-Syndrom, Spinalkanalstenose
- löst (körperlichen) Stress, da dem Rücken die Anspannung genommen wird
- ist gut für Schulter, Hüfte, Knie und Rücken
- ist gut für Bauchorgane und Darm, unterstützt die Darmgesundheit

Lendenwirbelsäule anheben

Kannst du in der Lendenwirbelsäule locker genug lassen? Hast du (zu) viel Spannung im unteren Rücken? Wo hast du Schmerzen? Welche Bewegung fühlt sich unangenehm an? Wie weit kannst du deine Hüfte sinken lassen?

1. Komme in einen aufrechten Stand. Stelle dich mit dem linken Fuß auf eine Erhöhung (zum Beispiel eine Treppenstufe). Aktiviere die Bauchmuskeln, der untere Rücken ist lang. Richte das Becken auf und weiche nicht ins Hohlkreuz aus.
2. Lasse nun die rechte Hüfte und das rechte Bein nach unten sinken, so weit es dir möglich ist, und ziehe die Hüfte dann wieder nach oben, bis das Becken gerade und die Beine wieder auf gleicher Höhe sind. Wiederhole dies 2- bis 3-mal und wechsle dann die Seiten. Übe langsam und achtsam 2- bis 3-mal pro Seite.

Variante: Anfänger können auch im Sitzen üben. Komme dazu in einen aufrechten Sitz und hebe abwechselnd die linke und die rechte Hüfte an und lasse langsam wieder locker, bis die Gesäßhälfte wieder auf dem Stuhl aufliegt.

Problem? Fix it!

Diese Übung hilft super bei Problemen in der Hüfte und im unteren Rücken. Sie kräftigt den Bauch und aktiviert die seitlichen Muskeln. Auch bei Problemen im Iliosakralgelenk wirkt sie wohltuend und lindert Schmerzen.

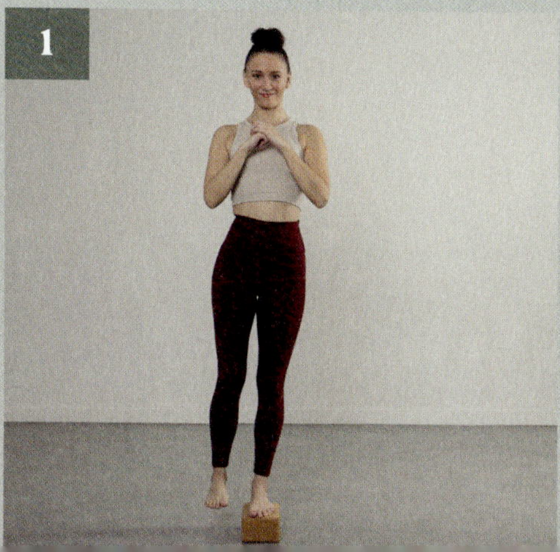

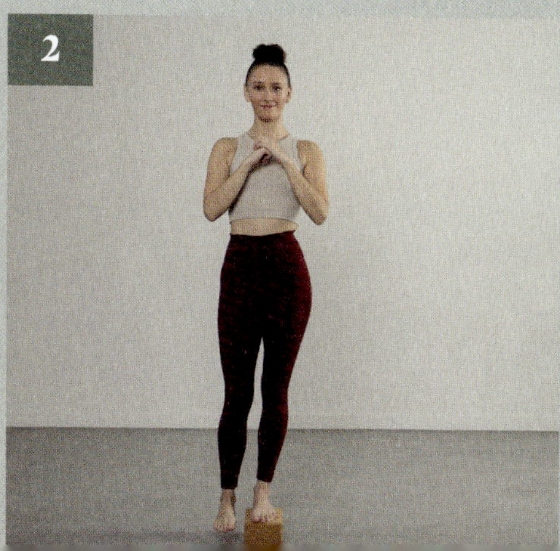

Brustwirbelsäule beugen und strecken

Kannst du dich in der Brustwirbelsäule wirklich aufrichten? Zieht es vorne am Brustkorb? Spürst du beim Einatmen den Raum und die Freiheit im Brustkorb?

1. Setze dich aufrecht hin und stelle die Füße bewusst auf den Boden. Lege deine Hände auf deine Oberschenkel.
2. Richte deinen Rücken gerade auf. Schiebe deine Hände auf den Oberschenkeln nach vorne, werde dabei im oberen Rücken rund. Auch deine Schultern dürfen hier nach vorne kommen. Dein Nacken ist lang und entspannt. Der Kopf darf locker nach unten hängen.
3. Ziehe dann deine Hände wieder Richtung Hüfte, richte den oberen Rücken Wirbel für Wirbel auf, bis er gerade ist und dein Blick gerade nach vorne geht. Ziehe die Schultern bewusst nach hinten unten. Übe langsam und achtsam 2- bis 3-mal.

Aufgepasst: Dein unterer Rücken sollte möglichst gerade sein. Die Bewegung soll hauptsächlich in der Brustwirbelsäule ausgeführt werden.

Gerne vor dem Spiegel üben – eine super Kontrolle. TIPP

Problem? Fix it!

Die Brustwirbelsäule ist bei vielen Menschen total verspannt und krumm; die Muskeln sind verkürzt und die Faszien immobil. Das beeinflusst sogar Allergien sowie die Nebenhöhlen. Es fehlt an Sauerstoff, weil die Atmung nicht frei ist. Eine krumme Brustwirbelsäule kann auch auf den Verlauf der Nerven drücken.

Diese Übung befreit die Atemwege und verbessert die Atmung, öffnet den Brustkorb, aktiviert und mobilisiert die Muskeln im Rücken. Sie ist gut bei

Schulterproblemen und wenn Verspannungen auch in die Hände ausstrahlen. Außerdem sorgt sie für freie Lymphgefäße und hilft so gegen Schwellungen im Gesicht oder am Hals.

Bei Menschen mit Halsproblemen oder anfälligen Atemwegen, die eine unbewegliche Brustwirbelsäule bemerken, kann genau diese Steifheit Grund für ihre Beschwerden sein.

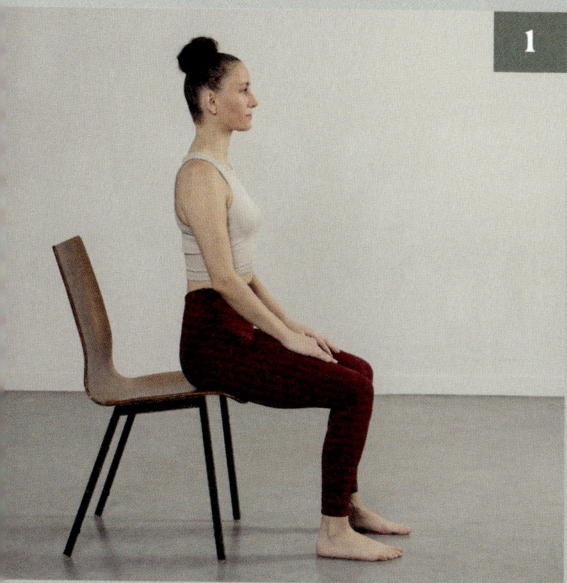

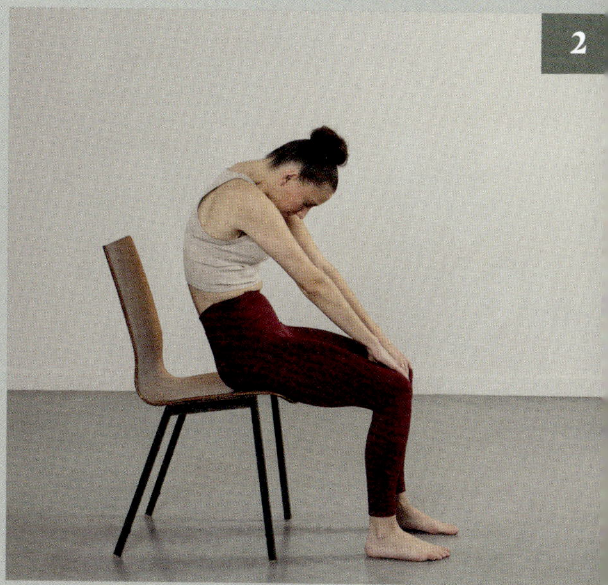

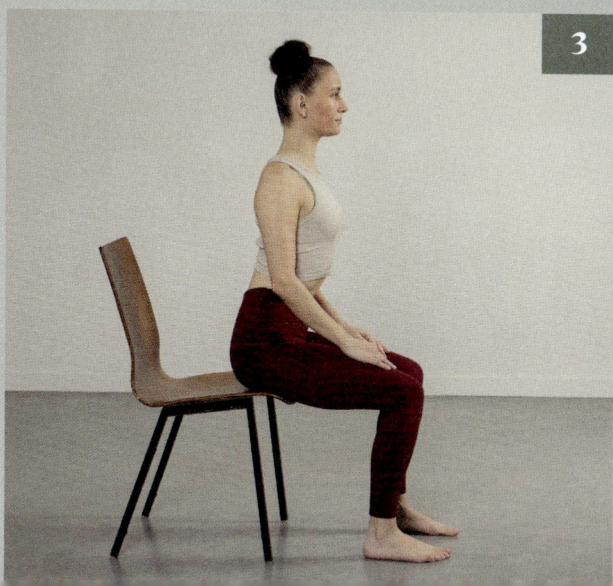

Seitneigung Brustwirbelsäule

Zieht es seitlich oder vorne im Brustraum? Knackt es? Kommst du links oder rechts weiter hoch oder zieht es auf einer Seite mehr?

1. Setze dich aufrecht hin und stelle die Füße stabil auf den Boden. Richte dich in der Wirbelsäule auf. Dein Rücken und dein Nacken sind gerade. Die Schultern ziehen nach hinten unten.
2. Ziehe die rechte Schulter nach oben und in Richtung deines rechten Ohrs. Dabei beugt sich automatisch die Brustwirbelsäule nach links. Lasse den Kopf leicht nach links sinken, achte darauf, dass du in der Brustwirbelsäule aufgerichtet bleibst. Atme einige Male tief ein und aus.
3. Lasse die rechte Schulter sinken, bis beide Schultern auf einer Höhe sind. Kontrolliere deine gerade Aufrichtung und hebe dann die linke Schulter nach oben Richtung Ohr. Atme einige Male tief ein und aus. Komme zurück in die Mitte. Übe dies 2- bis 3-mal pro Seite.

TIPP

Wenn du rechts öffnest, also die rechte Schulter nach unten ziehst und den Kopf nach links nimmst, und es tut links weh, dann öffne erst einmal die linke Seite.

Problem? Fix it!

Viele Menschen sind in der Brustwirbelsäule sehr steif. Das führt zu Problemen in den Schultern sowie im Nacken oder in der Halswirbelsäule. Diese Übung mobilisiert die Brustwirbelsäule. Eine tiefe Atmung in der Endposition befreit die Atemwege, verstärkt die Dehnung und reduziert Stress.

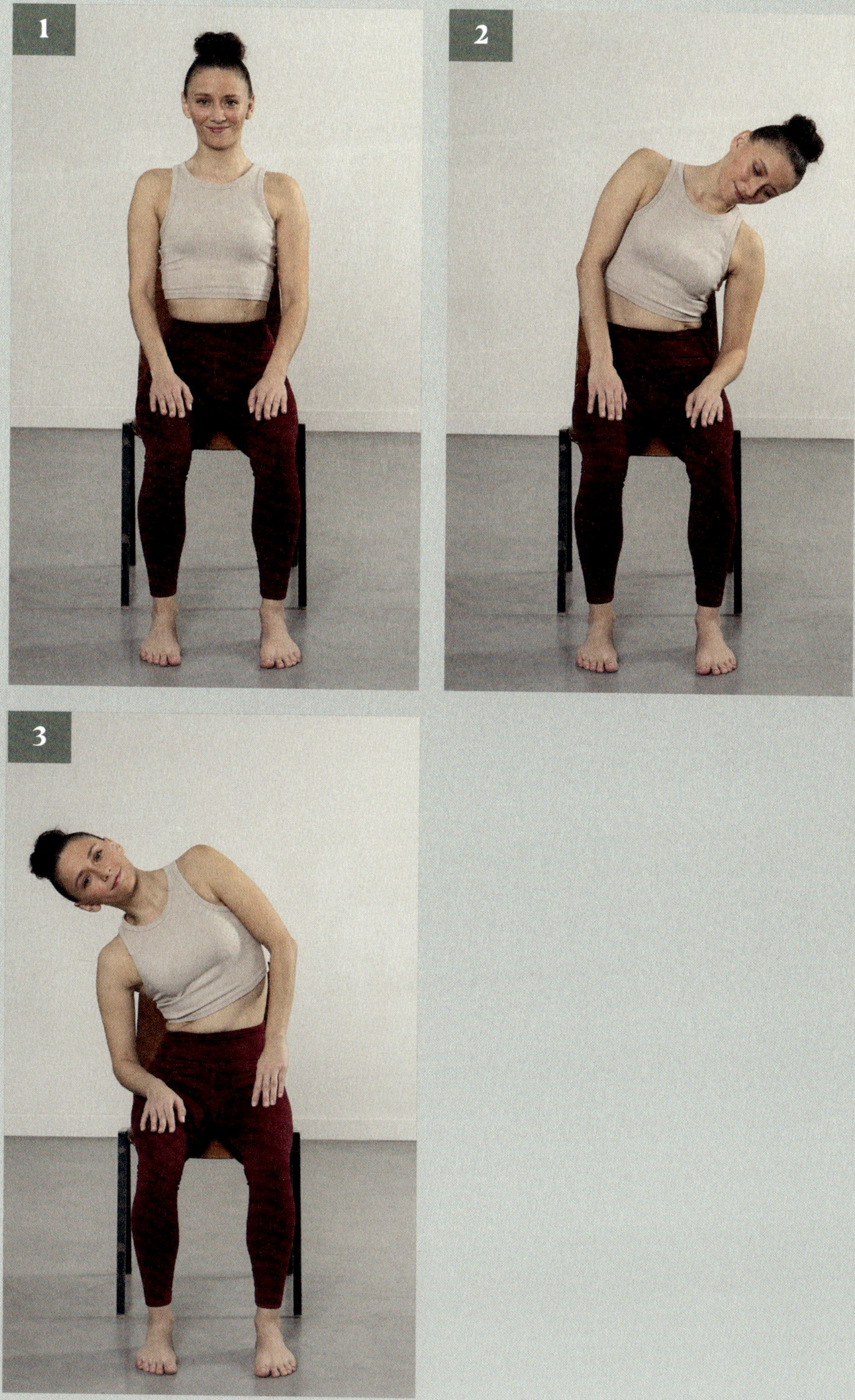
1
2
3

Halswirbelsäule beugen und strecken

Wird dir leicht schwindelig? Spürst du ein Ziehen, wenn du das Kinn nach oben streckst und den Hinterkopf in den Nacken legst? Gelingt dir die Übung, ohne mit dem unteren Rücken auszuweichen?

1. Setze dich aufrecht auf die Vorderkante eines Stuhls. Stelle beide Füße stabil auf den Boden. Lege die Hände auf deine Oberschenkel. Achte darauf, dass dein ganzer Rücken, der Kopf und besonders die Brustwirbelsäule gerade und aufgerichtet sind.
2. Senke dein Kinn und komme in ein Doppelkinn, der Scheitel zieht nach hinten oben. Atme tief ein und aus. Dein Nacken darf leicht ziehen, solange es nicht unangenehm ist.
3. Hebe nun dein Kinn wieder an. Der Hinterkopf zieht weiter nach oben und du bleibst aufgerichtet, während du den Kopf in den Nacken legst. Der Kiefer bleibt zusammen, die Zunge liegt am Gaumen, die Schultern sind weg von den Ohren. Bleibe auch hier aufrecht in der Brustwirbelsäule. Atme tief ein und aus und komme zurück in die Ausgangsposition. Führe 2 bis 3 Durchgänge aus.

Variante: Wenn du das Kinn anhebst, kannst du in der obersten Position auch die Zunge rausstrecken, um die Dehnung zu intensivieren.

TIPP

- Achte darauf, dass du nicht mit dem unteren Rücken ausweichst und die Schultern locker bleiben.
- Wenn du beim Nach-hinten-Gehen Schwindel fühlst, übe erst einmal nur nach vorne.
- Wenn du mit dem Rücken an der Wand oder in Rückenlage übst, ist es einfacher, den Hinterkopf beim Beugen in der richtigen Position zu halten.

Problem? Fix it!

Diese Übung ist Gold wert gegen Kopfschmerzen und Schwindel sowie bei Problemen im Schulter-Nacken-Bereich. Sie befreit eingeklemmte Muskeln und Nerven im Nacken. Du kannst sie gut in deinen Alltag integrieren und immer wieder zwischendurch machen.

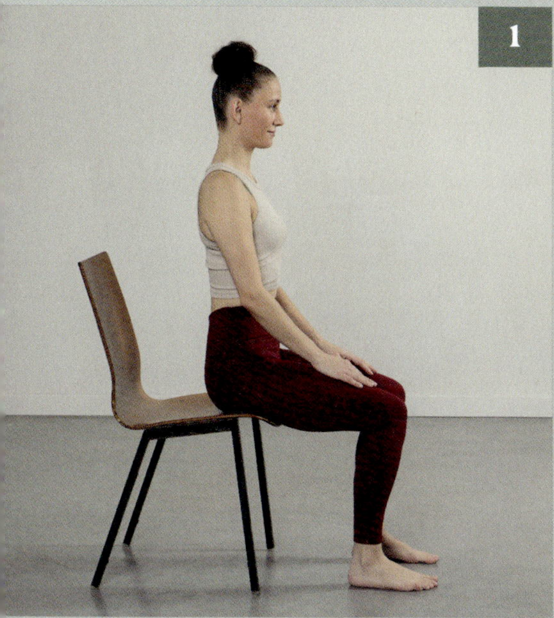

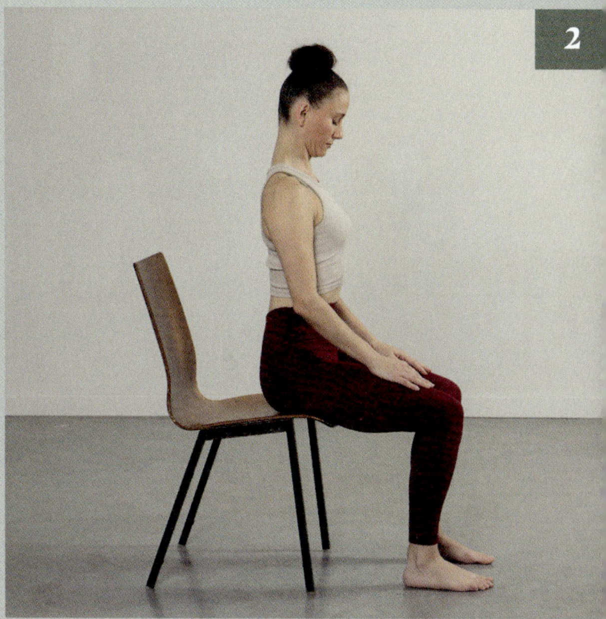

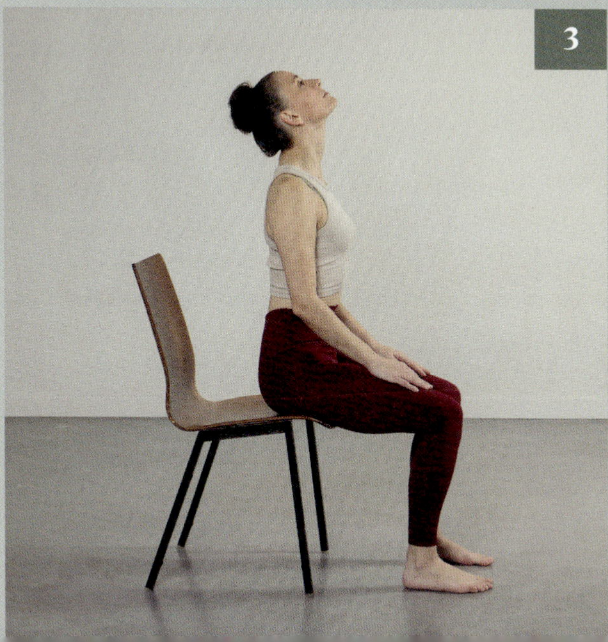

Halswirbelsäule kippen

Kannst du den Kopf in dieser Position kippen oder weichst du aus und hebst das Kinn unbeabsichtigt an? Zieht es vom Ohr bis zur Schulter? Sind beide Seiten gleich? Hebt sich die Schulter von alleine mit beim Kippen des Kopfes?

1. Komme in einen aufrechten Sitz und richte dich in der Brustwirbelsäule auf. Ziehe die Schultern nach hinten unten. Bringe das Kinn nach vorne unten in ein leichtes Doppelkinn. Halte den Mund geschlossen.
2. Senke den Kopf nach links, das linke Ohr zieht Richtung Schulter. Achte darauf, dass das Kinn gesenkt bleibt und die Schultern nach unten ziehen. Öffne die gesamte rechte Seite der Halswirbelsäule.
3. Komme zurück in die Mitte und senke den Kopf nach rechts, das rechte Ohr zieht zur Schulter. Öffne die linke Seite, komme dann zurück zur Mitte. Führe 2 bis 3 Wiederholungen durch.

Problem? Fix it!

Die Übung hilft gegen Tinnitus und Kieferprobleme, bei Verspannungen oder in ihrer Funktion eingeschränkten Lymphgefäßen und Nerven.

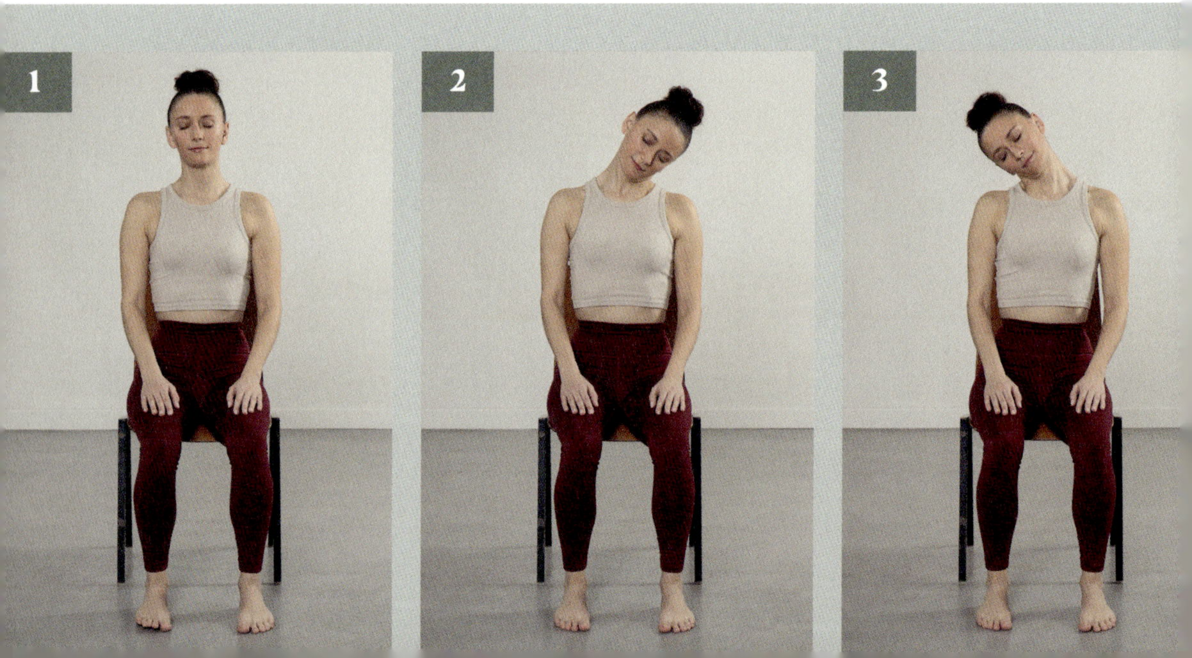

Rotation gesamte Wirbelsäule mit Augen

Wie weit kannst du zu beiden Seiten nach hinten schauen? Wie beweglich ist deine gesamte Wirbelsäule? Fühlen sich beide Seiten gleich an? In welchem Bereich der Wirbelsäule hast du die meisten Schmerzen, die größten Einschränkungen?

1. Komme in einen aufrechten Sitz, die Füße stehen stabil auf dem Boden. Dein Rücken ist gerade, der Scheitel zieht zur Decke. Lege die Hände auf deinen Knien ab.
2. Drehe deinen Oberkörper nach rechts, die rechte Hand greift an die Sitzfläche hinter dir. Die linke Hand legst du auf dein rechtes Knie.
3. Dein Kopf und deine Augen folgen der Drehung. Blicke über die rechte Schulter nach hinten. Atme tief ein und aus. Komme zurück zur Mitte und drehe dann in die andere Richtung. Drehe 2- bis 3-mal in jede Richtung.

TIPP Wenn du im Stand übst, stelle die Füße schulterbreit auf. Achte darauf, dass die Knie leicht gebeugt (und nicht überdreht) sind und dein Becken leicht nach hinten gekippt ist, damit du nicht ins Hohlkreuz kommst.

Problem? Fix it! Die Drehung verbessert die Beweglichkeit, fördert die Durchblutung, regt den Kreislauf an, stärkt und aktiviert. Zudem löst sie Verspannungen.

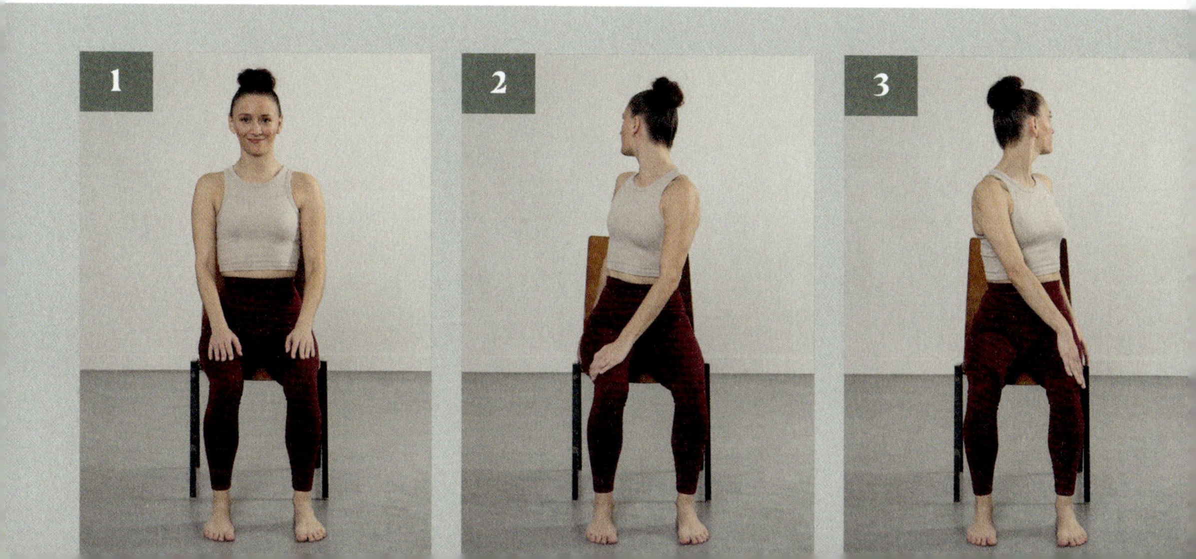

Schultern kreisen

Wie ist deine Schulteransteuerung? Kannst du beide Seiten gleich bewegen? Was fühlt sich unangenehm an? Kannst du die Schultern hinten unten halten?

1. Komme in einen aufrechten Stand. Die Füße sind hüftbreit geöffnet, der Kopf gerade, die Schultern tief.
2. Beginne die Schultern zu kreisen. Ziehe die Schultern dazu zuerst langsam nach vorne.
3. Ziehe die Schultern nun langsam nach oben Richtung Ohren und senke sie nach hinten ab. Hinten angekommen, ziehe die Schultern zusammen und nach hinten unten. Öffne dabei den Brustbereich so weit wie möglich. Führe die Schultern dann wieder nach vorne. Kreise 2- bis 3-mal.

Aufgepasst

Verhärtete und schlecht durchblutete Muskeln im oberen Rücken können beim Kreisen knacken. Das sollte durch die Bewegung besser werden.

Die Schultern nach hinten unten zu ziehen, ist eine geniale Übung für zwischendurch. TIPP

Problem? Fix it!

Bei vielen Menschen fallen die Schultern nach vorne, sie müssten aber eigentlich nach hinten unten sinken. Diese Übung hilft dabei, die Schultern in die richtige Position zu bewegen und das volle Bewegungsausmaß wieder herzustellen, und ist eine gute Vorbereitung für die nächste Übung: Wenn du die Schultern nicht nach hinten unten ziehen kannst, ist die nächste Übung nicht ausführbar.

Die Schulter hat viele Sehnen und Muskeln und ist dadurch anfälliger. Die Rotation ist gut gegen Schulterschmerzen. Spannungen im Schulterbereich sollten im Laufe der Übung besser werden. Sie kräftigt, mobilisiert und dehnt den oberen Rücken und die Schulterpartie.

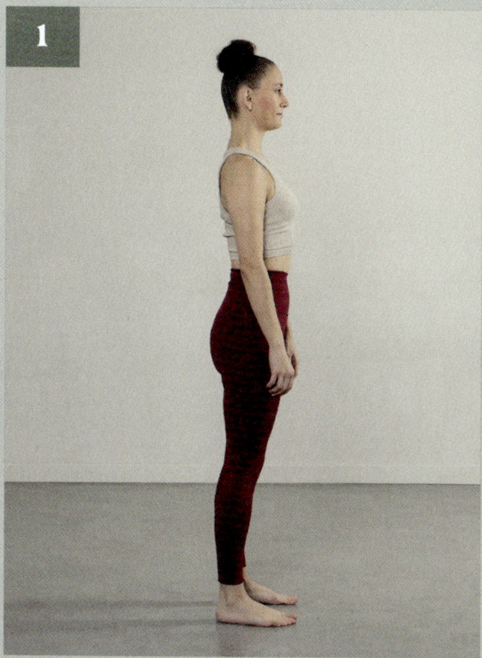
1

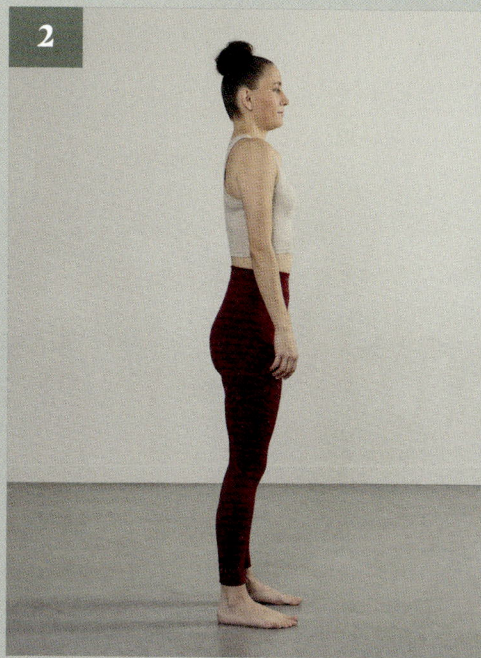
2

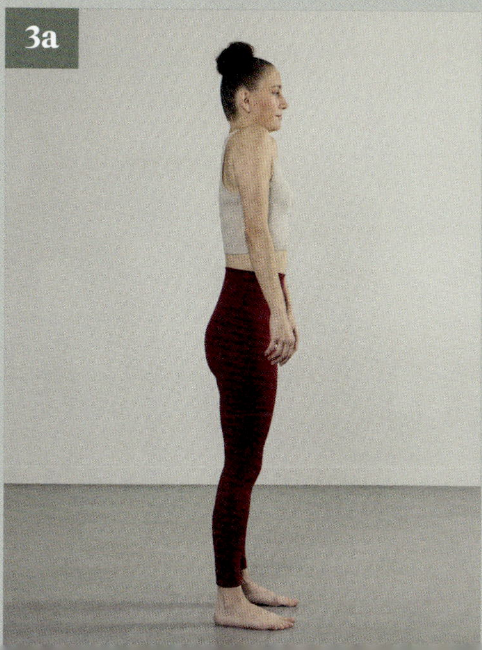
3a

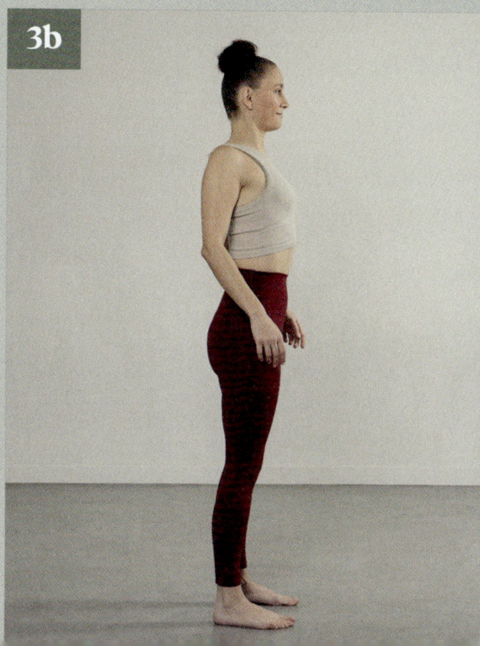
3b

Arme rückwärts greifen

Diese Übung testet das Zusammenspiel aus Armbewegung und Schulterbeweglichkeit. Fehlt die Schulterbeweglichkeit oder die Kraft, den Arm zu heben? Zieht es vorne im Brustkorb? Zieht es im Oberarm oder sogar im Unterarm und den Fingern? Spürst du die Anstrengung im Schulter-Nacken-Bereich?

1. Komme in einen aufrechten Stand, die Füße sind schulterbreit geöffnet. Ziehe die Schultern nach unten. Lege deine Hände hinten auf dem unteren Rücken oder dem Gesäß übereinander.
2. Führe die Arme nun langsam und bewusst in einem großen Kreis nach oben. Wenn sie ungefähr auf Schulterhöhe sind, ziehe die Hände mit dem Daumen nach oben achtsam nach hinten. Achte darauf, dass die Schultern unten bleiben. Ist das nicht möglich, komme mit den Armen weiter nach vorne.
3. Bringe die Arme weiter nach oben, bis sie über dem Kopf gestreckt sind. Beuge die Arme dann in den Ellenbogen und bringe die Hände im Nacken zusammen.
4. Senke die Ellenbogen, bis die Oberarme parallel zum Boden sind. Führe die Arme über den gleichen Weg zurück in die Ausgangsposition. Führe 2 bis 3 achtsame Wiederholungen durch.

TIPP

Wenn beim Anheben des Arms die Schulter nach vorne springt, ist die Schulter vermutlich zu schwach, um das Gewicht des Arms zu halten. Da der Schulterbereich ein komplexes System ist, ist es bei Problemen und Einschränkungen hilfreich, hier einen Experten zurate zu ziehen.

Aufgepasst

Wenn es beim Nach-hinten-Ziehen der Arme auf Schulterhöhe anfängt zu kribbeln, gehe nicht weiter in die Dehnung. Nimm die Arme auf Schulterhöhe weiter nach vorne vor den Körper.

Problem? Fix it!

Eine top Übung, um zu mobilisieren, zu dehnen und zu kräftigen. Die häufig verhärteten Muskeln unter dem Schulterdach werden bewegt und entspannt. Auch eingeklemmte Sehnen werden gelöst. Außerdem eine tolle Übung für zwischendurch, weil alle Bereiche des Oberkörpers bewegt werden.

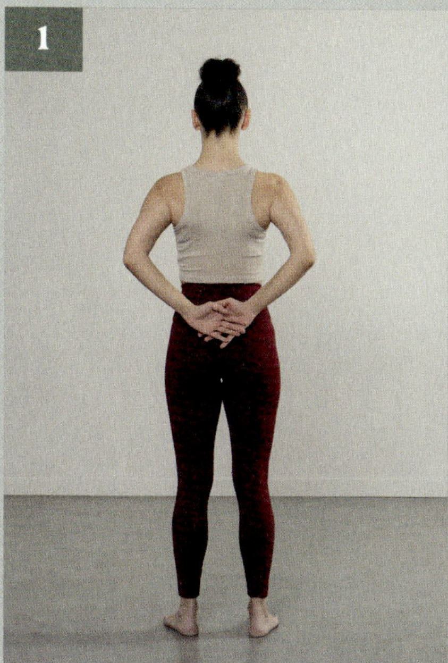

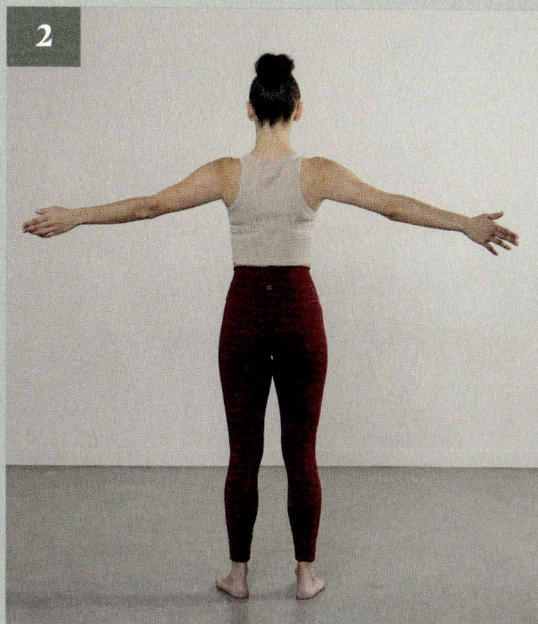

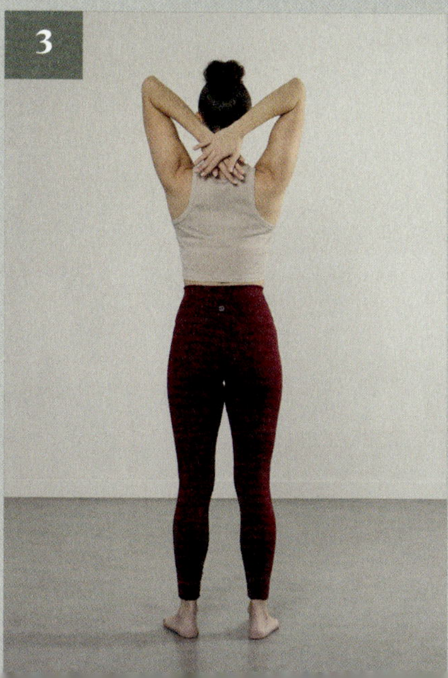

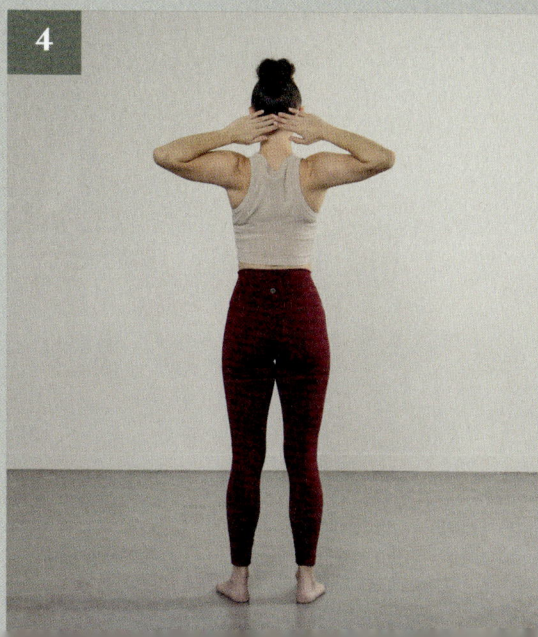

Ausgestreckter Arm

Kribbelt es in den Fingern, in der Hand, dem Unterarm oder irgendwo Richtung Oberarm – sind deine Nerven verspannt? Ist das Geradehalten des Arms anstrengend? Wie weit kannst du die Finger heranziehen? Spürst du Unterschiede zwischen rechts und links? Wo zieht es? Spürst du die aktivierten Muskeln? Kannst du den Arm oben halten?

1. Komme in einen aufrechten Stand, die Füße sind schulterbreit geöffnet. Strecke den linken Arm auf Schulterhöhe gerade nach vorne aus. Die Handfläche zeigt nach vorne, die Finger ziehen leicht Richtung Körper.
2. Spreize deine Finger und rotiere ganz langsam und kontrolliert millimeterweise die Hand über außen nach unten und wieder zurück. Wechsle die Seiten. Führe 2 bis 3 achtsame Wiederholungen pro Seite durch.

TIPP

Ist das Heranziehen der Finger im Handgelenk zu unangenehm, strecke erst einmal nur den Arm auf Schulterhöhe nach vorne, die Finger zeigen nach vorne.

Variante

Für Fortgeschrittene: Wenn du hier keine Dehnung spürst, hebe die Arme seitlich bis auf Schulterhöhe an und führe die Übung hier aus.

Problem? Fix it!

Diese Übung für Handgelenke, Finger, Unterarme und Oberarme öffnet diesen Bereich komplett. Du kommst heraus aus der (üblichen) gebeugten Haltung. Die Hand wird ganz bewusst nach außen rotiert und von der üblichen gebeugten in die geflexte Haltung bewegt.

Die Bewegung hilft gegen Schnappfinger, Finger-Karpaltunnelsyndrom und Kribbeln in den Fingern. Sie bewegt alle Muskeln und hilft bei gereizten Nerven. Die perfekte Übung gegen Handyhaltung oder Maushand.

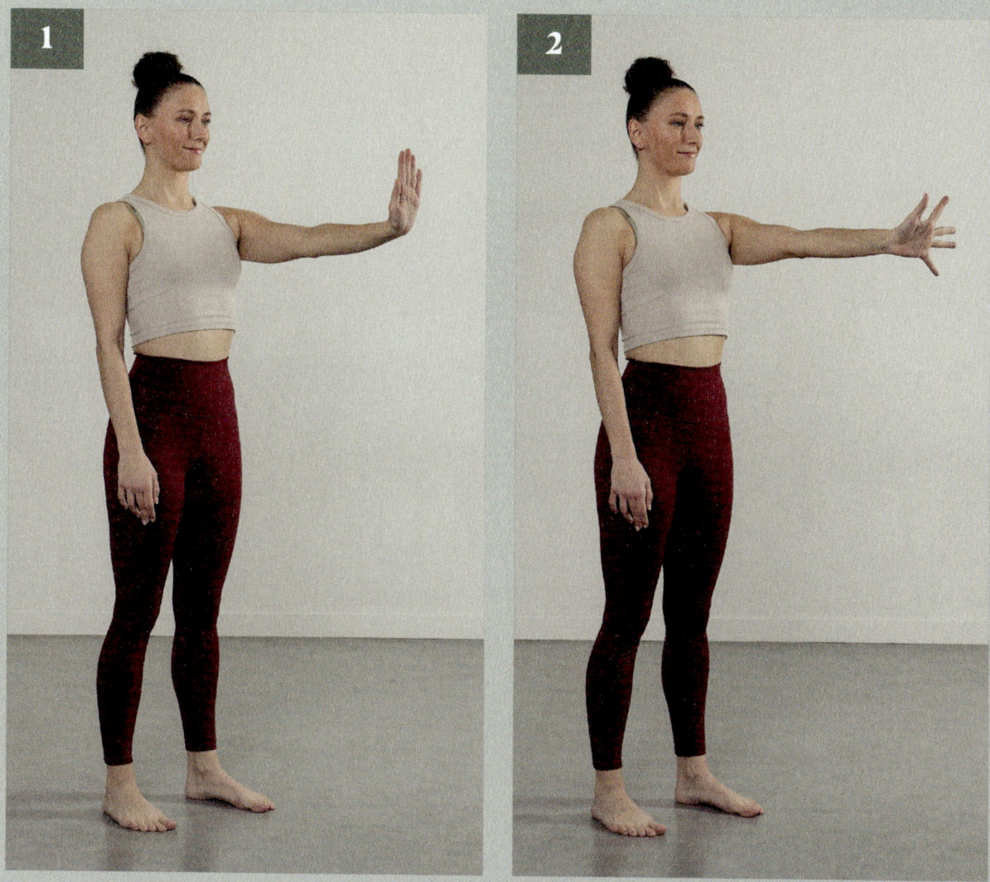

Gähnen

Hier kannst du die Beweglichkeit und Öffnung von Mund und Kiefer testen. Knackt es? Zieht es, eventuell sogar auf einer Seite mehr? Öffnet sich der Mund schief? Hast du Schmerzen? Kannst du den Mund weit öffnen? Wenn du Ring-, Mittel- und Zeigefinger senkrecht zwischen die oberen und unteren Zähne bekommst, ist der Mund normal weit geöffnet.

Komme in einen aufrechten Stand. Richte die Wirbelsäule auf, der Kopf ist gerade, der Scheitel zieht zur Decke. Öffne deinen Mund weit und »gähne« genüsslich, so als wärst du richtig müde. Öffne den Mund nur, so weit es dir angenehm ist. Führe 2 bis 3 achtsame Wiederholungen durch.

Problem? Fix it!

Aufgrund von Stress beißen wir häufig nachts die Zähne fest zusammen oder knirschen mit den Zähnen. Kieferbeschwerden können sogar zu Tinnitus und Augenproblemen führen. Das bewusste Gähnen hilft bei Kopfschmerzen, Kiefersperre, Nuscheln (weil der Mund nicht mehr richtig aufgeht), CMD (*craniomandibuläre Dysfunktion*; das ist eine Funktionsstörung des Kauapparats) und ist gut für die Zahngesundheit.

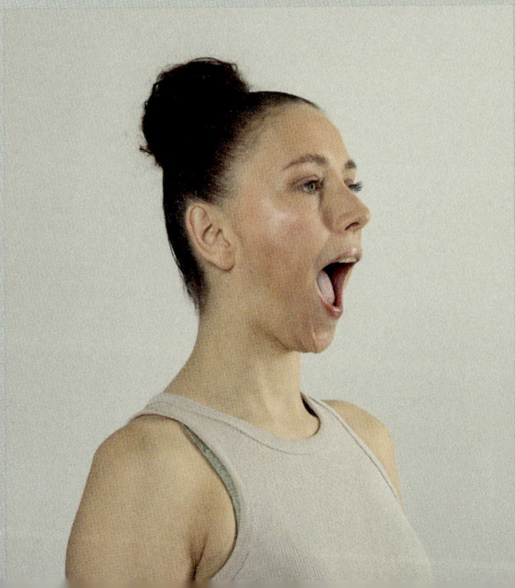

Die positiven Effekte des Körperscans

Seien wir ehrlich: Wenn Probleme oder Schmerzen auftreten, ist es meist Sonntag und kein Arzt oder Therapeut ist zu erreichen oder wir müssen Wochen auf den Termin beim Orthopäden warten. Da ist dieser Körperscan eine fantastische Methode zur Selbsthilfe. Du kannst selbst herausfinden, wo die Probleme liegen und kannst darauf aufbauend die richtigen Übungen für dich herausfinden. Allein dieser Gedanke gibt mir und vielen meiner Patienten schon Sicherheit und kann durch diesen entspannenden Gedanken Schmerzen lindern. Dieses Wissen und die Analysemethode können dir dein Leben lang zur Seite stehen.

Stelle dir vor, du suchst nach Antworten auf deine Beschwerden, aber MRT-Bilder und Röntgenaufnahmen zeigen scheinbar »nichts«. Kennst du diese frustrierende Situation? Herkömmliche bildgebende Verfahren liefern wertvolle Einblicke in statische Strukturen, doch sie erfassen selten das dynamische Zusammenspiel der wahren Ursachen deines Leidens. Denn Schmerz ist komplex und vielschichtig. Er wird beeinflusst von der Spannung deiner Muskeln, deiner Ernährung, deiner mentalen Verfassung und kann sich innerhalb eines einzigen Tages drastisch verändern. Ein statisches Bild kann diese lebendige Realität nicht abbilden.

Dein revolutionärer Körperscan geht weit über das hinaus, was herkömmliche Diagnostik leisten kann. Er ist keine passive Untersuchung, sondern ein aktiver, intuitiver Prozess, bei dem du deinen Körper in seiner vollen Bewegung erlebst. Nimm zum Beispiel deine Hüfte: Durch das bewusste Durchführen aller ihrer Bewegungsmöglichkeiten spürst du unmittelbar, wo deine Einschränkungen liegen, wo Kraft fehlt und wo vielleicht versteckte Spannungen lauern, die zu deinen Problemen beitragen.

Dieser einzigartige Ansatz deckt die wahren, oft multifaktoriellen Ursachen deiner Beschwerden auf – Ursachen, die unter der Oberfläche verborgen liegen und in statischen Bildern unsichtbar bleiben. Du identifizierst muskuläre Dysbalancen, Bewegungseinschränkungen und die Wechselwirkungen verschiedener Faktoren, die deinen Körper beeinflussen.

Der unschätzbare Wert dieses Körperscans liegt darin, dass er dir ein tiefes Verständnis für deinen eigenen Körper vermittelt. Du wirst nicht länger auf vage Diagnosen angewiesen sein, sondern aktiv in den Prozess einbezogen. Das Wissen um deine individuellen Schwächen und Bewegungsmuster ist der Schlüssel, um deine Übungen, die du im folgenden Kapitel kennenlernst, präzise anzupassen, gezielt an den Wurzeln deiner Probleme zu arbeiten und nachhaltige Veränderungen zu bewirken.

Vergiss das Rätselraten und die frustrierende Suche nach der einen »Schuldigen«. Mit deinem Körperscan begibst du dich auf eine Entdeckungsreise zu den wahren Ursachen deiner Beschwerden. Du wirst zum Experten für deinen eigenen Körper und erhältst die Werkzeuge, um deine Schmerzfreiheit aktiv zu gestalten. Dieser Scan ist mehr als eine Diagnose – er ist der Kompass zu einem beweglicheren, schmerzfreieren und selbstbestimmteren Leben.

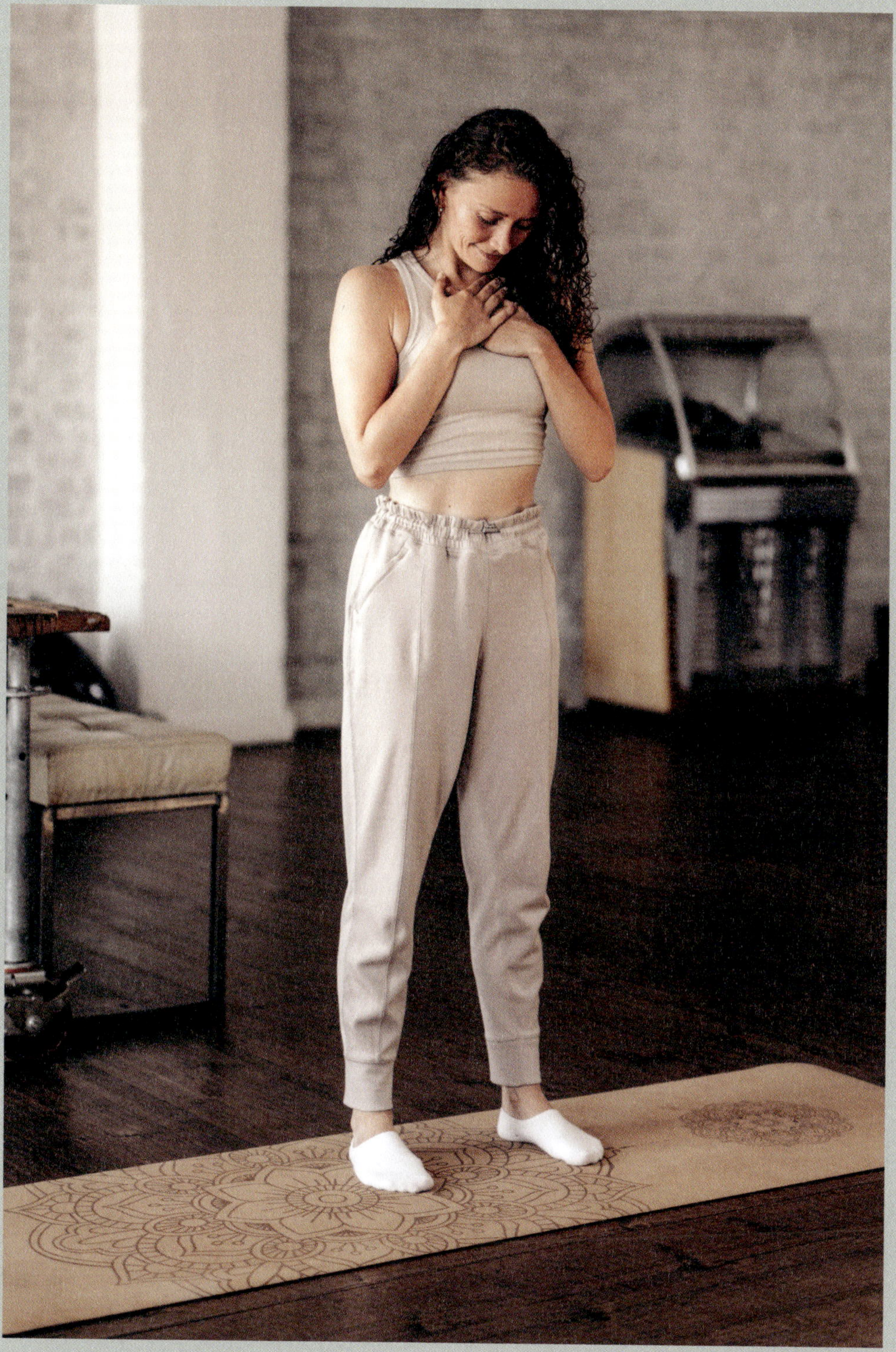

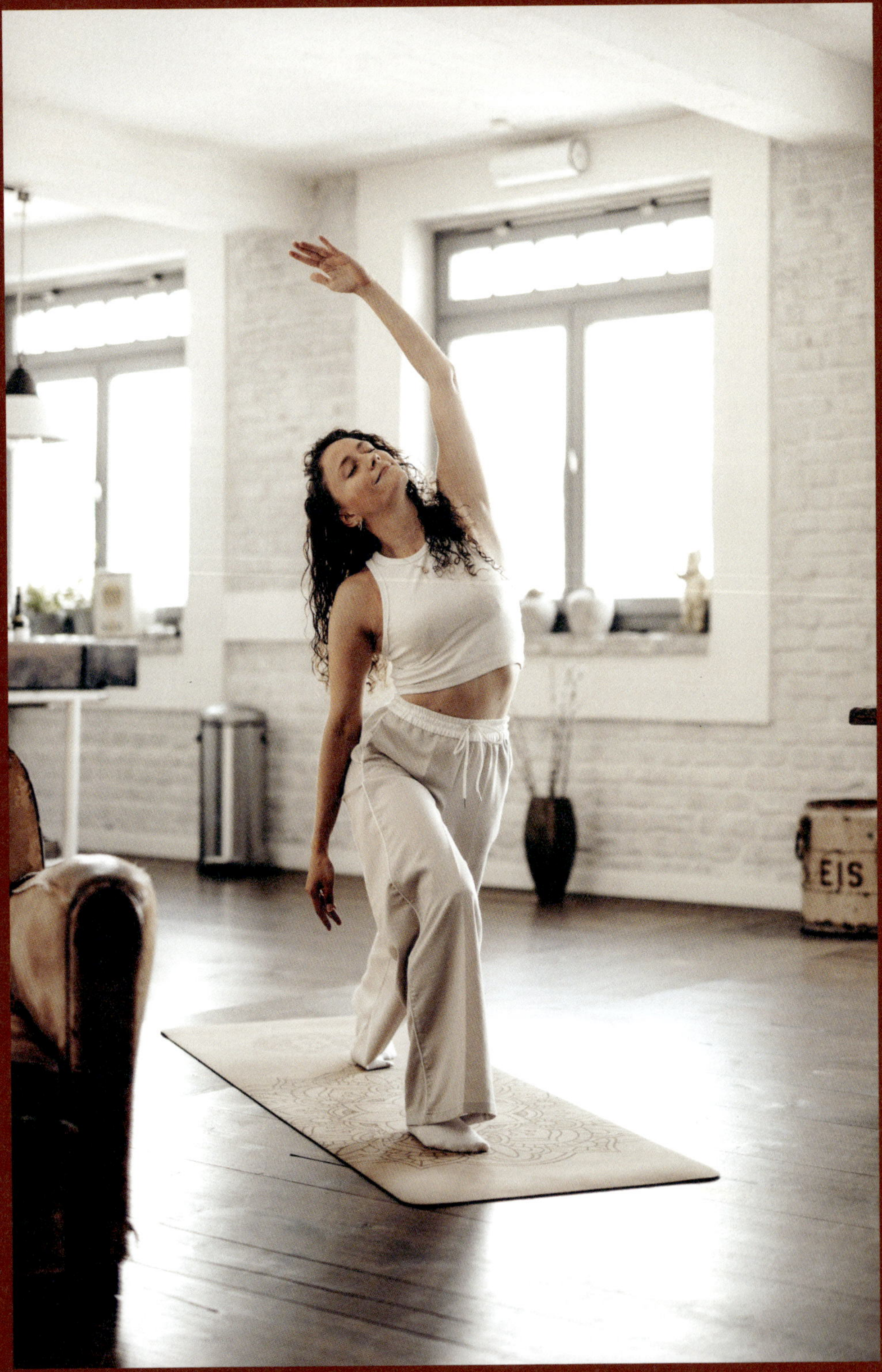
EJS

KAPITEL 3

Die 2-Minuten-Übungen

Super, dass du dich schon mit deinem Körper verbunden und erste Signale wahrgenommen hast! Das ist die perfekte Grundlage für dein Training. Denke daran: Du kannst diesen kleinen »Check-in« jederzeit vor den Übungen wiederholen, um dich zu lockern und ein Gefühl für deinen Körper zu bekommen. Jetzt, wo du eine erste Bestandsaufnahme gemacht hast, kannst du gleich mit den Übungen starten.

Wichtig ist: Die Übungen in diesem Buch sind Beispiele. Es gibt unzählige Möglichkeiten, deinen Körper zu bewegen und zu stärken. Fühle dich frei, mit den Bewegungen zu experimentieren und das zu finden, was sich für dich am besten anfühlt. Es geht nicht um Perfektion, sondern um achtsame Bewegung und das Senden positiver Signale an deinen Körper.

Lass uns gemeinsam loslegen und spüren, wie gut sich 2 Minuten anfühlen können! Denke immer daran: Die kleinen Erfolge sind die wichtigsten. Du kannst dir das so vorstellen: Genau wie eine Pflanze braucht auch dein Körper regelmäßige Zuwendung. Gibst du einer Pflanze täglich ein bisschen Wasser und Licht – kontinuierlich und genau richtig dosiert –, wird sie prächtig wachsen, Stück für Stück. Übergießt du sie oder setzt du sie extremer Sonne aus, schadest du ihr. Genauso ist es mit deinem Training: Trainiere niemals in den Schmerz hinein. Dein Körper reagiert am besten auf sanfte, regelmäßige Reize, die ihm Sicherheit signalisieren. Jeder schmerzfreie Schritt, jede kleine Verbesserung, jede Minute Bewegung ist ein Erfolg, der sich auf Dauer summiert und dich zu mehr Wohlbefinden führt. Sei geduldig und liebevoll mit dir selbst – dein Körper wird es dir danken!

Bevor du startest: dein Weg zu nachhaltiger Bewegung

Bevor du in die Übungen eintauchst, nimm dir einen Moment Zeit. Dieses Kapitel ist kein Wettkampf, sondern dein persönlicher Weg zu mehr Wohlbefinden.

Nimm dir Zeit für dich: Finde einen ruhigen Ort und schaffe dir eine Umgebung, in der du ungestört bist. Es geht nicht darum, schnell fertigzuwerden, sondern darum, deinen Körper bewusst wahrzunehmen und ihm etwas Gutes zu tun.

Arbeite individuell und ohne Schmerzen. Deine wichtigste Regel lautet: Höre auf deinen Körper. Die Übungen sind so konzipiert, dass du sie an deine individuellen Bedürfnisse anpassen kannst. Mache jede Bewegung nur so weit, wie es für dich angenehm ist, und gehe niemals in den Schmerz hinein. Ein leichtes Ziehen ist in Ordnung, ein stechender Schmerz ist ein Stoppsignal.

Achte auf die Qualität: Die besten Übungen nützen nichts, wenn sie falsch ausgeführt werden. Nimm dir die Zeit, jede Bewegung bewusst und präzise umzusetzen. Achte auf die Details in der Beschreibung. Es geht um die Qualität und nicht um die Quantität der Wiederholungen.

Feiere deine kleinen Erfolge: Jeder Schritt zählt. Nimm auch die kleinsten Fortschritte wahr – vielleicht spürst du eine neue Beweglichkeit, weniger Spannung oder einfach nur ein gutes Gefühl im Körper. Feiere diese Momente. Sie sind der Beweis, dass dein achtsames Training wirkt. Lass uns nun gemeinsam starten.

HINWEIS

Um die bestmögliche Wirkung der Übungen zu erzielen, werden von jeder Übung immer drei Sätze ausgeführt.

VON KOPF BIS RUMPF

Oft spüren wir Schmerzen und Verspannungen an einer Stelle und behandeln nur dort, wo es wehtut. Doch in vielen Fällen sind diese Probleme nur Symptome und nicht die eigentliche Ursache.

Viele Probleme mit der Halswirbelsäule oder der Schulter kommen zum Beispiel von einer steifen Brustwirbelsäule.

Unser Körper ist ein unglaublich komplexes und vernetztes System. Was sich in den Händen bemerkbar macht, kann seinen Ursprung in der Wirbelsäule haben. Schmerzen in den Schultern können aus einer Einschränkung im Rumpf resultieren.

In diesem Abschnitt schauen wir gemeinsam dorthin, wo die wahren Ursachen liegen. Indem wir die Verbindungen in deinem Körper verstehen, können wir Schmerzen nachhaltig lindern und dein Wohlbefinden von innen heraus stärken. Denn hier hängt extrem viel zusammen.

Augen nah und fern

1. Komme in einen bequemen, aufrechten Sitz. Der Kopf ist gerade. Richte den Blick entspannt geradeaus. Halte eine Hand (zum Beispiel mit einem Stift) etwa 20 Zentimeter entfernt vor dich. Fokussiere den Stift mit deinem Blick.
2. Schaue nun einen Gegenstand an, der etwa 6 Meter entfernt ist. Fixiere abwechselnd den nahen und fernen Gegenstand etwa 10- bis 15-mal für je 15 Sekunden. Mache eine Pause von etwa 2 Minuten. Schließe die Augen, wenn du möchtest. Wiederhole den Durchgang noch 1- bis 2-mal, dabei kannst du den Abstand des nahen Gegenstands langsam vergrößern, bis dein Arm fast gestreckt ist.

Aufgepasst

Wenn dir schwindelig wird, mache eine Pause.

Problem? Fix it!

- gutes Training für die Augen, denn beim Fokuswechsel wird das Bild schneller scharf oder generell schärfer
- ein wunderbares Training für die Augenmuskeln

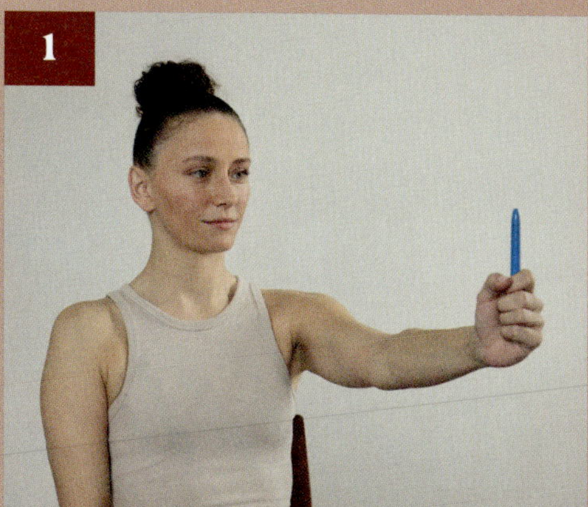
1

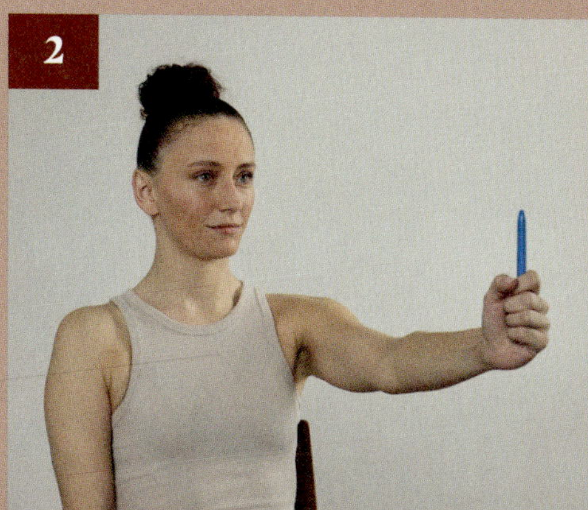
2

Augen rundum bewegen

1. Komme in einen bequemen, aufrechten Sitz. Der Kopf ist gerade. Richte den Blick entspannt nach vorne. Beginne mit den Augen zu kreisen, indem du sie langsam über oben nach links bewegst, so weit es dir möglich ist.
2. Kreise die Augen weiter nach unten.
3. Führe den Blick so weit wie möglich nach rechts und beende den Augenkreis in der Mitte. Blicke geradeaus. Spüre beim Kreisen der Augen in jeden Millimeter der Bewegung hinein und versuche, die äußersten Punkte der Bewegungen zu erreichen. Führe 2 bis 3 achtsame Kreise pro Richtung durch.

Aufgepasst

Achte hier genau auf Warnzeichen deines Körpers: Beende die Übung, wenn dir schwindelig wird, du Kopfschmerzen hast oder Doppelbilder siehst.

TIPP

Durch Faszien- und Muskelketten sind die Augen mit dem Nacken verbunden, weshalb sich Augenprobleme und Nackenschmerzen gegenseitig bedingen können.

Problem? Fix it!

- schult die Koordination, Raumwahrnehmung, Muskelkontrolle und Flexibilität
- sorgt für eine stabilere Körperhaltung und besseres Gleichgewicht durch verbesserte sensorische Informationen
- bewirkt geschmeidigere Augenbewegungen und schnellere Reaktion auf Reize, da die visuelle Verarbeitung verbessert wird
- verbessert die Sehkraft, wenn Einschränkungen durch schlechtes Training der Muskeln bestehen
- verbessert das Sehgefühl der Augen (zum Beispiel bei Ermüdung)

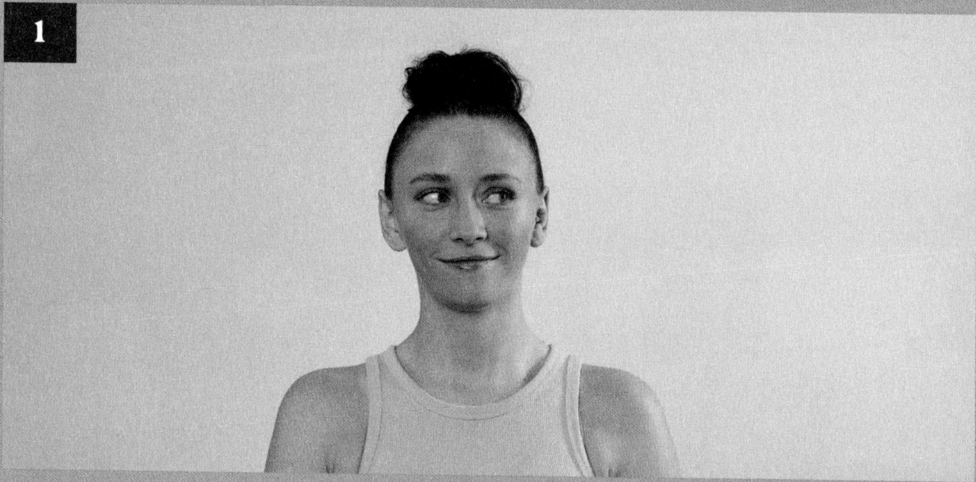
1

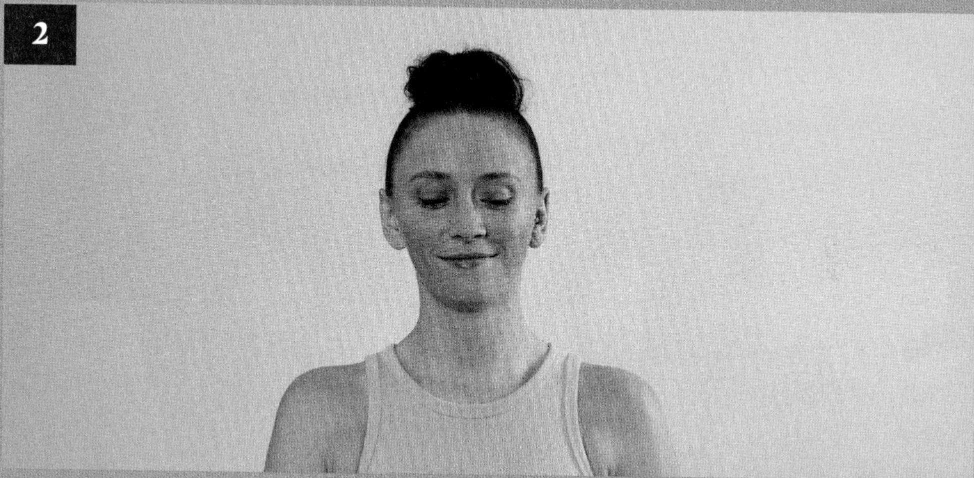
2

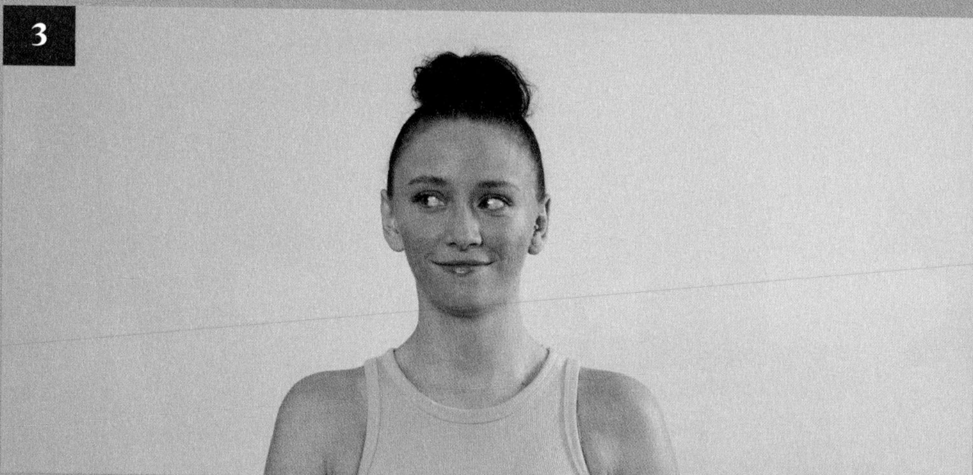
3

Kiefer kreisen

1. Komme in einen aufrechten Stand. Richte die Wirbelsäule auf, der Kopf ist gerade, der Scheitel zieht zur Decke. Führe die Übung langsam und bewusst aus, spüre in jeden Millimeter der Kreisbewegung hinein. Beginne damit, deinen Unterkiefer so weit wie möglich nach rechts zu schieben.
2. Kreise deinen Unterkiefer weit nach unten und öffne dabei den Mund, so weit es dir möglich ist.
3. Kreise weiter nach links, so weit es dir möglich ist. Vervollständige den Kreis, indem du den Mund wieder schließt. Führe 2 bis 3 Wiederholungen pro Richtung aus.

Aufgepasst

Bei starken Verspannungen kann die Übung zu Kopfschmerzen führen. Übe daher achtsam und belasse es bei einer Wiederholung, wenn du merkst, dass du Schmerzen hast. Ein Knacken im Kiefergelenk oder ein Ziehen von der Wange bis zum Ohr sind in Ordnung.

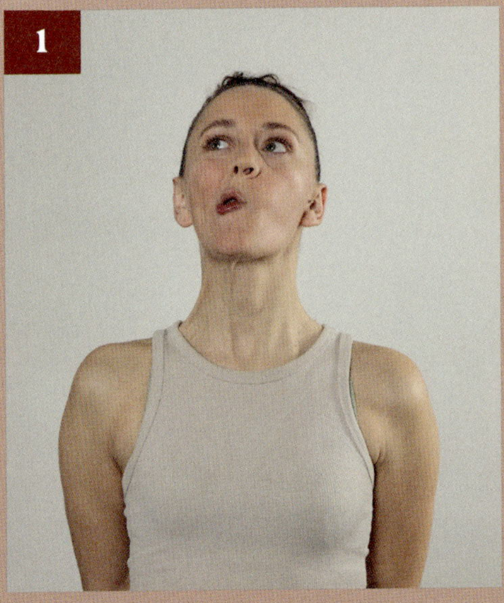

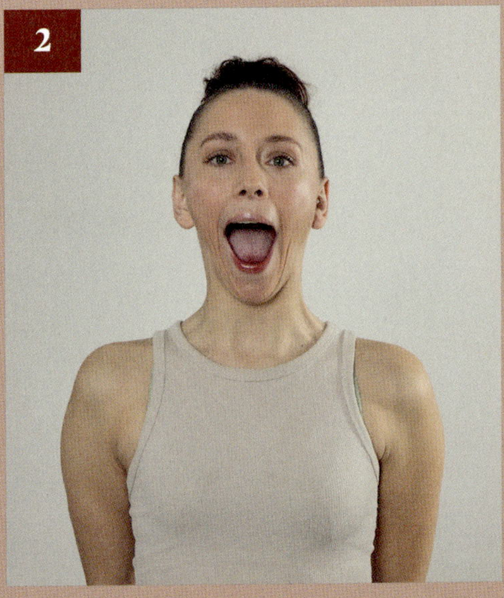

Problem? Fix it!

Eine gute Lockerungsübung, die bis zum Ohr wirkt.

- löst Verspannungen, die sich bis zu den Augen, Ohren und Zähnen auswirken können
- reduziert (migräneartige) Kopfschmerzen, die auf Gesichtsverspannungen beruhen, und sogar Nackenverspannungen, die häufig mit Kieferverspannung zusammenhängen
- kann durch das Lösen der Verspannung auch gegen Tinnitus helfen
- regt den Lymphfluss an
- Entspannung im Kiefer ist auch wichtig für die Zähne (falsche Abreibungen werden minimiert) und für die Artikulation sowie die Mimik und sogar die Atmung
- verbessert die Kopfhaltung
- verbessert die Schlafqualität, weil auch Zähneknirschen anstrengend ist
- eine gute Durchblutung im Gesicht reduziert Faltenbildung und entspannt die Gesichtszüge

3

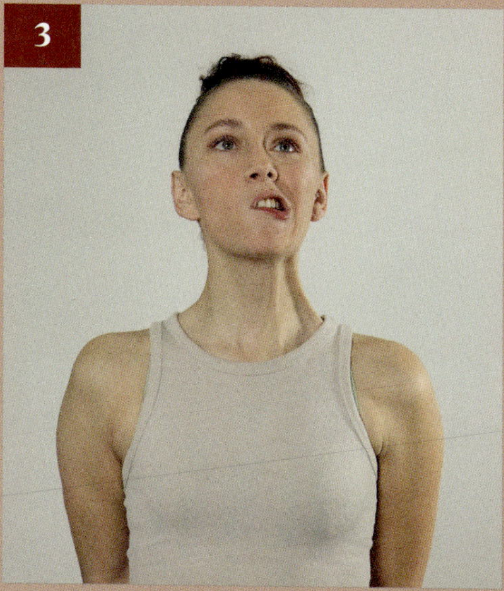

Kussmund

1. Komme in einen lockeren Stand. Schürze die Lippen zum Kussmund.
2. Bewege die Lippen einmal im Uhrzeigersinn langsam im Kreis.
3. Mache den Kreis so groß, wie du kannst, ohne den Mund zu öffnen. Nimm dir für jede Runde 30 bis 60 Sekunden Zeit. Atme dabei entspannt weiter. An Stellen, an denen du Spannungen spürst, darfst du länger verweilen. Genieße die sanfte Dehnung in Lippen, Wangen und vielleicht sogar bis zu den Schläfen und Ohren. Führe 2 bis 3 Wiederholungen pro Richtung aus.

Variante

Für Fortgeschrittene: Wenn du mit den Lippen nach oben gehst, kannst du gerne den Kopf anheben, dann zieht es bis in den Rachen und zum Schlüsselbein und nimmt dir Spannungen, die dich nach unten ziehen.

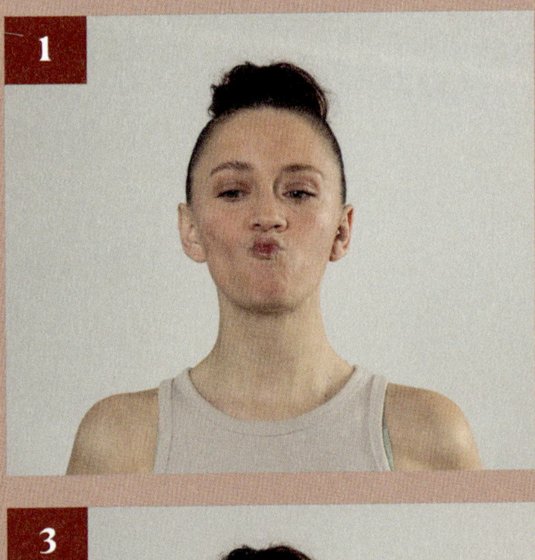
1

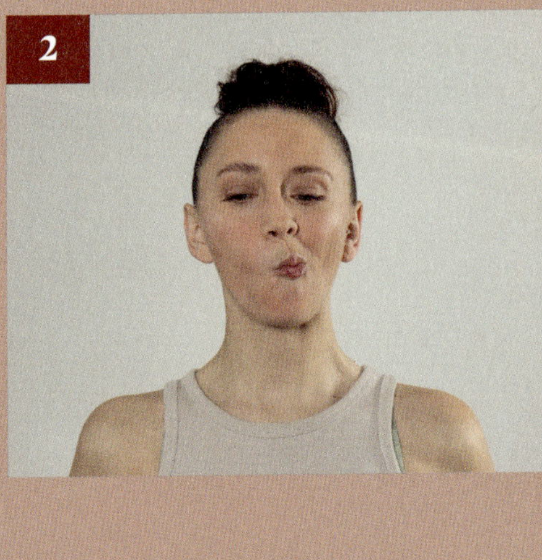
2

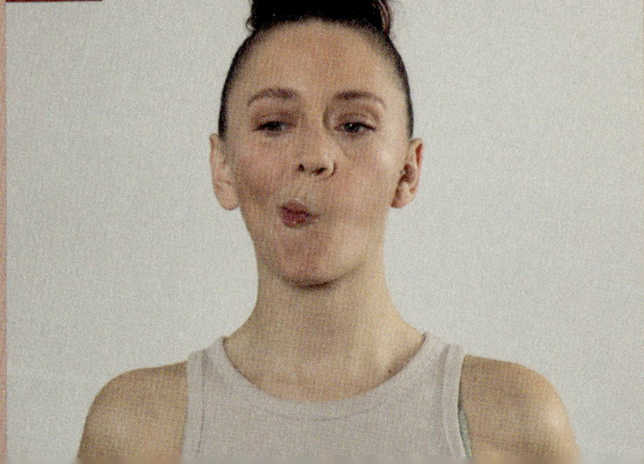
3

Problem? Fix it!

- sanfte Kieferöffnung vor allem im unteren Bereich: lindert Kieferbeschwerden, CMD (*craniomandibuläre Dysfunktion*), Kiefersperre und nächtliches Zähneknirschen
- gut gegen Tinnitus und Spannungskopfschmerzen
- reduziert Spannungen im Kiefer und Nacken
- verbessert die Aussprache
- natürliches Facelifting: Bessere Durchblutung plus stärkere Muskulatur führen zu einem strahlenderen Gesicht und weniger Falten
- verbessert die psychische Verfassung durch körperliche Entspannung, die gleichzeitig den Geist entspannt

TIPP

Diese Gesichtsyoga-Übung lindert die Beschwerden, meist aber nicht die Ursache: Stress. Daher solltest du langfristig etwas gegen deinen Stress tun. Die Übung ist gut, um morgens entspannter in den Tag zu starten, und wunderbar für zwischendurch.

Aufgepasst

Ein schmerzhaftes Ziehen beim Kreisen deutet auf eine zu starke Überdehnung hin. Du solltest bei der Übung keine Kieferschmerzen haben.

Doppelkinn an der Wand

1. Stelle dich mit dem Rücken etwa eine Fußlänge entfernt vor eine Wand, die Füße sind schulterbreit geöffnet, dein Blick geht geradeaus. Lehne dich mit dem Hinterkopf, den Schulterblättern und dem Rücken gegen die Wand. Die Knie dürfen gebeugt sein.
2. Ziehe das Kinn nach unten in ein Doppelkinn. Der Hinterkopf zieht leicht nach oben. Mache den Nacken lang, als würde dich ein Faden am Scheitel nach oben ziehen. Um die Dehnung im Nacken zu verstärken, drücke sanft mit einem Finger an dein Kinn. Dabei kommt der Hinterkopf weiter nach oben. Die Schultern bleiben weg von den Ohren. Lasse locker, hebe das Kinn und komme dann wieder ins Doppelkinn. Bleibe 2 bis 3 Sekunden in der gedehnten Position, wiederhole die Übung etwa 1 Minute lang und mache dann eine kurze Pause. Führe 2 bis 3 Wiederholungen durch.

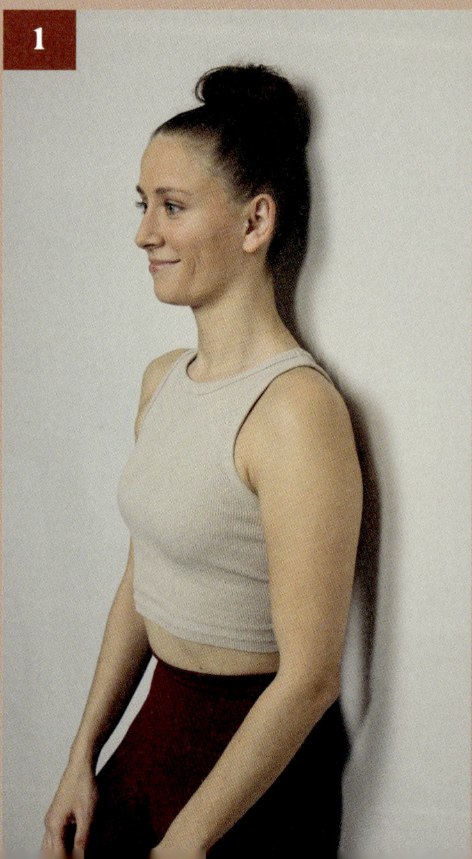
1

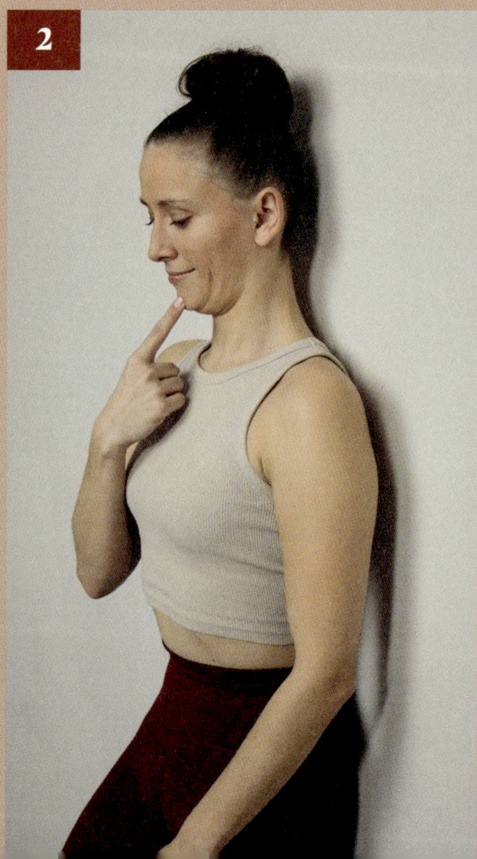
2

Problem? Fix it!

- die Dehnung im Nacken hilft bei Schwindel, Tinnitus und Spannungskopfschmerzen
- Entspannung im Kiefer und sogar bis zu den Augenbrauen
- eine effektive Mobilisierung der oberen Halswirbelsäule
- befreit Nacken und Kiefer und kann bei Problemen im Atlaswirbel helfen
- und verbessert die Haltung durch die Aufrichtung der Halswirbelsäule
- tolle Übung, wenn man im Körperscan beim Doppelkinn Probleme oder Blockaden gespürt hat

TIPP

Wenn du Schwierigkeiten hast, in die richtige Position zu kommen, stelle dir vor, du willst nicken. Das ist die richtige Bewegung für das Kinn.

Aufgepasst

Achte darauf, dass du nicht ins Hohlkreuz ausweichst. Ein leichtes Ziehen unterhalb des Hinterkopfes bis zwischen die Schultern ist in Ordnung.

Gähnen

Komme in einen aufrechten Stand. Richte die Wirbelsäule auf, der Kopf ist gerade, der Scheitel zieht zur Decke. Öffne deinen Mund weit und »gähne« genüsslich, so als wärst du richtig müde. Öffne den Mund nur so weit, wie es dir angenehm ist. Wenn du gähnst und dann wirklich gähnen musst, lasse es zu. Versuche, die maximale Dehnung zu erreichen, halte dort 1 bis 2 Sekunden und schließe dann den Mund wieder. Zu langes Öffnen führt zu noch mehr Spannungen. Du kannst den Hals beim Gähnen mit anheben, um die vorderen Strukturen am Hals zu öffnen. Gähne anfangs 20 bis 30 Sekunden, später vielleicht 60 Sekunden. Führe 2 bis 3 Wiederholungen durch.

Problem? Fix it!

- gut gegen Kiefer- und Kopfschmerzen, zur Entspannung und für Stressabbau, da Gähnen eine entspannende Wirkung hat (und hilft so abends besser einzuschlafen)
- hilft bei CMD, Kiefersperre, Kieferknacken
- fördert die Durchblutung und strafft die Gesichtsmuskeln
- regt die Lymphe an
- gut für den ganzen Kopf- und Halsbereich

Aufgepasst

Ein Knacken im Kiefergelenk ist okay, solange es nicht schmerzt. Die Übung sollte im Kiefergelenk nicht unangenehm sein. Eine angenehme Dehnung in Kieferbereich, Wangen, Schläfen und sogar Hals ist in Ordnung.

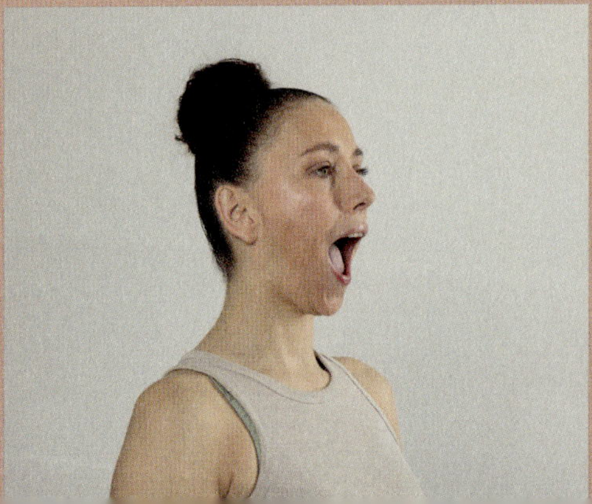

Hände rotieren

1. Strecke die Arme nach vorne, die Ellenbogen leicht gebeugt. Mache lockere Fäuste.
2. Beginne die Fäuste langsam und kontrolliert zu kreisen. Kreise dabei im Handgelenk, als würdest du die Faust abknicken. Komme zuerst nach außen.
3. Führe die Faust weiter nach unten, dann nach innen.
4. Komme zuletzt mit den Fäusten nach oben. Mache 2 bis 3 Runden oder übe etwa 1 Minute, wechsle dabei gerne die Richtung. Arbeite langsam und kontrolliert, damit die Rotation befreit und nicht reizt.

Problem? Fix it!

- steigert die Beweglichkeit des Handgelenks in alle Richtungen
- löst Spannungen (gut gegen Handy-/Maushaltung)
- lockert die Finger (gut gegen Schnappfinger und Handydaumen, nach einer Sehnenscheidenentzündung, lindert Symptome des Karpaltunnelsyndroms)
- Schmerzlinderung und Prävention
- dehnt den Unterarm
- verbessert die Durchblutung

Aufgepasst

Ist dir die Rotation zu anstrengend oder wird der Arm schwer, lege den Arm auf oder halte ihn mit der anderen Hand fest.

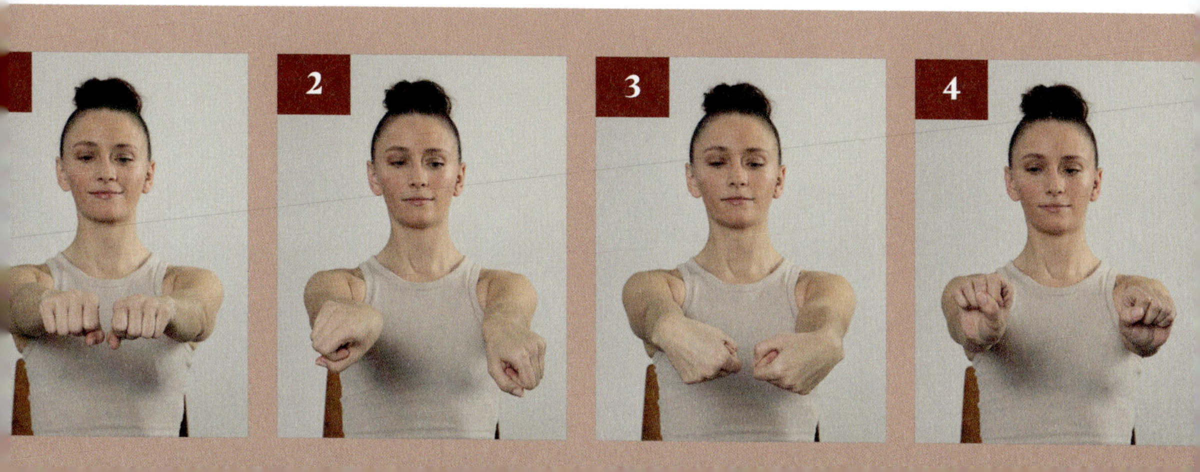

! Grundübung

Liegestütz an der Wand

1. Stelle dich etwa eine Armlänge vor eine Wand. Lege die Hände schulterbreit auf Schulterhöhe an die Wand, die Finger zeigen nach oben.
2. Beuge nun kontrolliert die Ellenbogen und bringe den Oberkörper langsam zur Wand. Der Kopf bleibt gerade, die Schulterblätter ziehen hinten zusammen, die Schultern sind weg von den Ohren. Drücke dich langsam und kontrolliert von der Wand wieder zurück in die Ausgangsposition. Führe 3 Durchgänge à 10 bis 15 Wiederholungen aus.

TIPP

Mobilisiere bei Schmerzen im Handgelenk vorher nochmals die Handgelenke (siehe Seite 97 und 117) oder stütze dich mit den Fäusten ab. Du solltest keine Schmerzen im (unteren) Rücken haben, achte dazu darauf, dass du eine gerade Linie bildest und nicht ins Hohlkreuz kommst.

Problem? Fix it!

- kräftigt Arme, Brust und Schultern, ohne die Handgelenke zu belasten
- entspannt und befreit den Brustraum
- aktiviert die mittlere Brustmuskulatur und den Trizeps
- ist gut gegen Geierhals, Rundrücken, nach vorne fallende Schultern, ständige Blockaden in Nacken und Brustwirbelsäule und Probleme beim Atmen

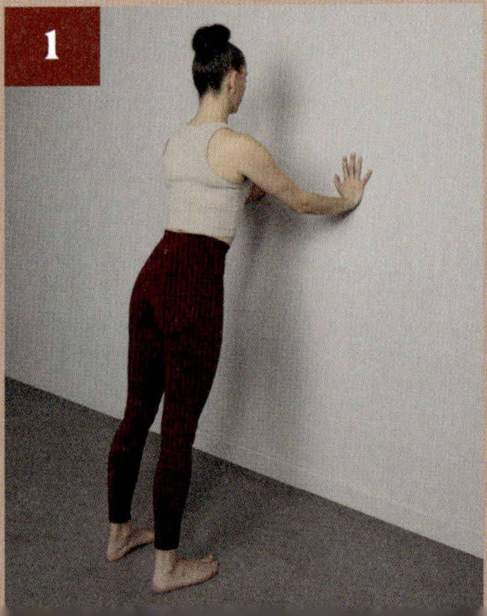

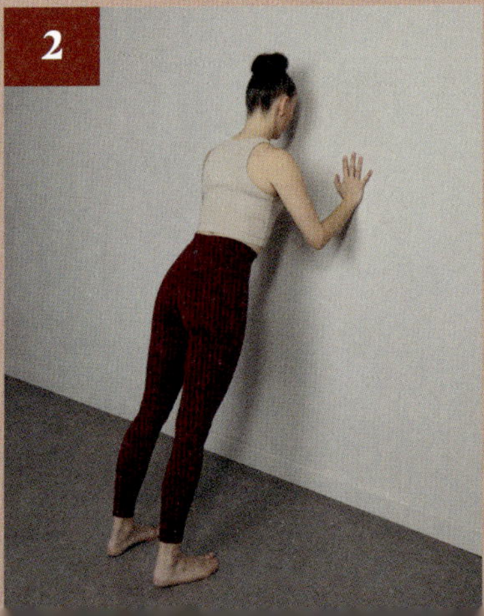

Engel an der Wand

1. Stelle dich schulterbreit und eine Fußlänge entfernt mit dem Gesicht zur Wand. Lege die Stirn an die Wand, nimm gerne ein gefaltetes Handtuch als Unterlage. Aktiviere die Bauchmuskeln und richte den Rücken gerade auf. Kippe dazu das Becken leicht nach hinten, komme in ein leichtes Doppelkinn. Strecke die Arme neben dem Körper, die Handflächen zeigen zur Wand. Führe die Arme hinter dem Gesäß so weit wie möglich weg vom Körper.
2. Hebe nun die gestreckten Arme über die Seiten nach oben über den Kopf und senke sie langsam wieder. Übe langsam und bewusst. Mache 3 Durchgänge à 10- bis 15-mal hoch und runter.

Problem? Fix it!

- sanfte Dehnung der vorderen Muskelketten/Brust und Arme
- stabilisiert die Halswirbelsäule
- kräftigt und mobilisiert die Schulterpartie
- hilft gegen Verspannungen im Schulterbereich und in der Halswirbelsäule
- fördert eine tiefe, freiere Atmung und gerade Aufrichtung

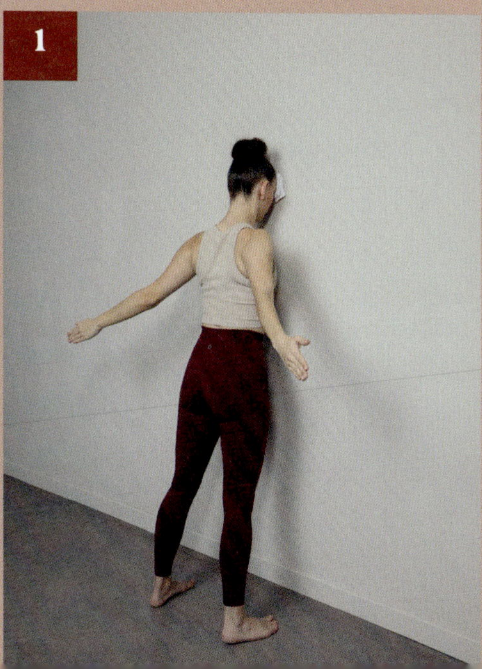

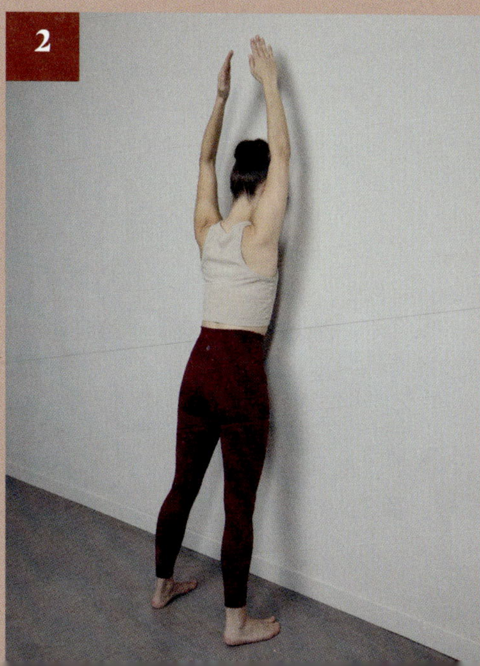

Aufrichtungs-Allrounder

1. Rolle dir ein großes Handtuch zusammen und falte ein kleineres Handtuch, sodass du den Kopf daran anlehnen kannst. Stelle dich eine Fußlänge entfernt mit dem Gesicht zur Wand, die Füße hüftbreit. Lehne den Kopf gegen die Wand, lege dazu das kleinere Handtuch zwischen Kopf und Wand. Nimm die Hände auf Gesäßhöhe hinter den Rücken, greife das große Handtuch, sodass es straff ist. Die Ellenbogen sind nicht ganz gestreckt.
2. Führe das Handtuch langsam nach oben – wenn du kannst, bis zur Wand über dem Kopf. Der Nacken bleibt lang. Übe so weit am Bewegungsende, dass es effektiv, aber angenehm ist. Führe 2 bis 3 Sätze mit 10 bis 15 Wiederholungen durch.

TIPP

Achte darauf, dass die Schultern immer nach hinten unten gezogen bleiben. Gehe gegebenenfalls nur so weit, wie du diese Position halten kannst. Je länger das Handtuch und je weiter du die Hände damit auseinander nehmen kannst, umso einfacher wird die Übung, denn dadurch wird mehr fehlende Mobilität kompensiert.

Problem? Fix it!

- stärkt die Rumpfmuskulatur und kräftigt die Tiefenmuskulatur
- hilft bei Schwindel, Kopfschmerzen, Spannung in der Brustwirbelsäule
- lindert Rückenschmerzen oder Verspannungen zwischen den Schulterblättern
- öffnet die Vorderseite, die häufig durch viel Sitzen verspannt oder gequetscht ist
- richtet Nacken und Schultern auf

1

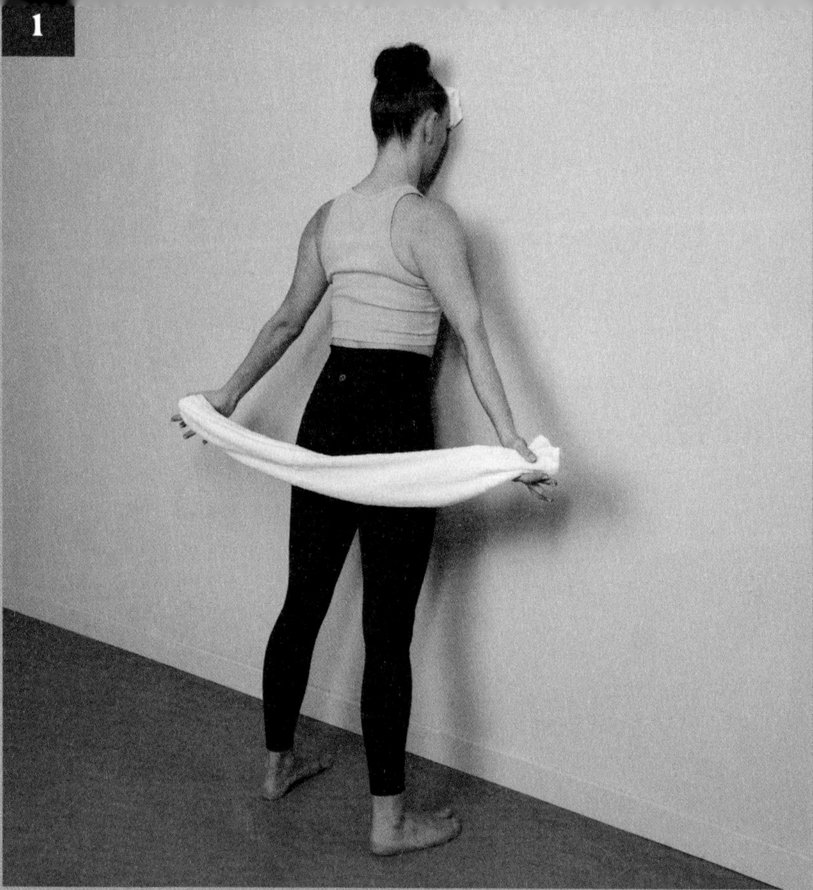

2

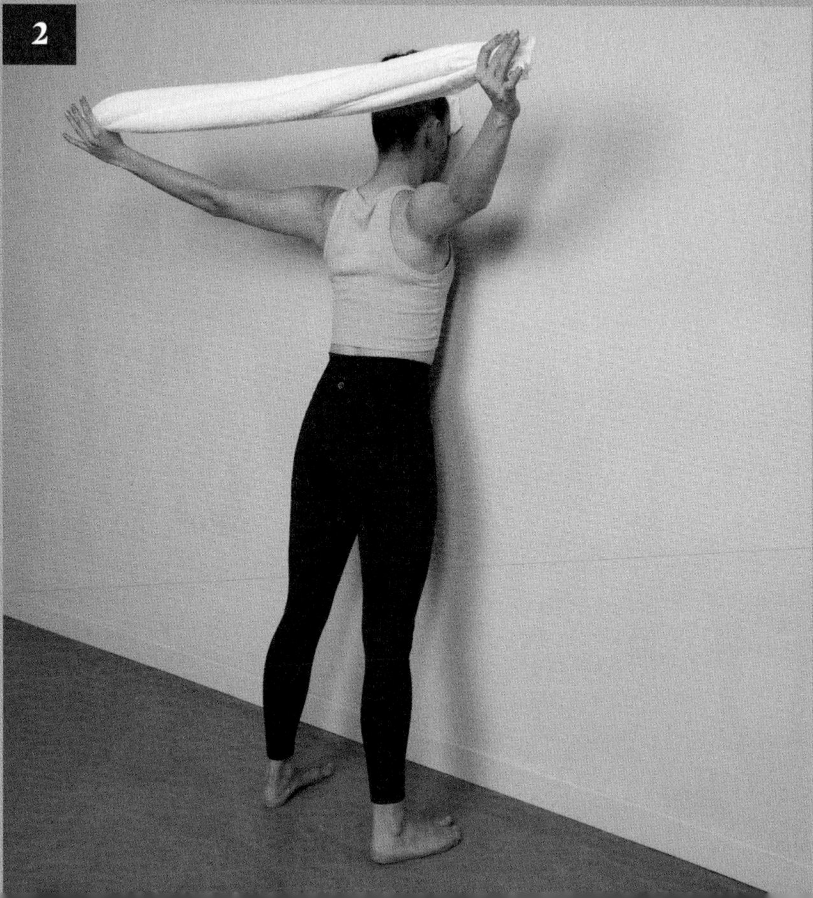

! Beliebte Übung bei Instagram

Bauchlage Arme rundum

1. Lege dich in Bauchlage auf die Matte. Die Beine sind gestreckt, die Füße liegen ganz locker auf dem Boden. Kippe das Becken leicht nach hinten, komme heraus aus dem Hohlkreuz, aktiviere die Bauchmuskulatur. Lege die Stirn sanft auf der Matte ab. Die Hände liegen eng, aber entspannt neben dem Körper, die Handflächen zeigen nach unten. Ziehe die Schulterblätter zusammen, dabei richtet sich der Brustkorb leicht auf. Hebe die Arme leicht gebeugt langsam und kontrolliert so weit wie möglich an. Bringe die Hände über den unteren Rücken.
2. Führe die Arme in einem großen Kreis nach oben bis über den Kopf, strecke sie einmal nach vorne aus.
3. Beuge die Arme und führe die Hände dann hinter dem Kopf zusammen. Die Handrücken zeigen zur Decke. Die Handflächen berühren den Nacken, die Ellenbogen und Schulterblätter ziehen nach hinten zusammen. Führe die Arme wieder nach unten. Führe 3 Durchgänge à 10 bis 15 Wiederholungen durch.

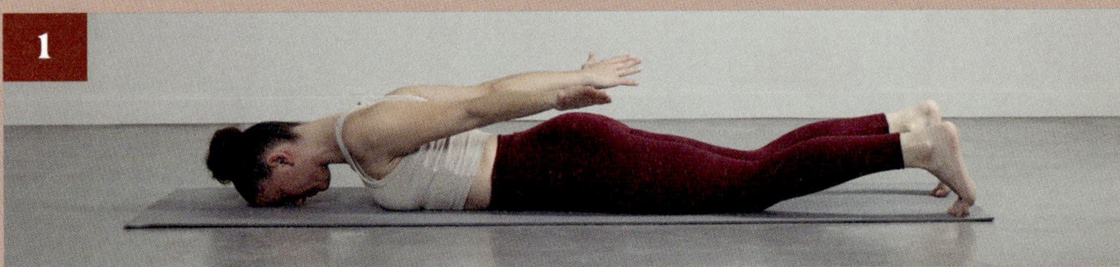

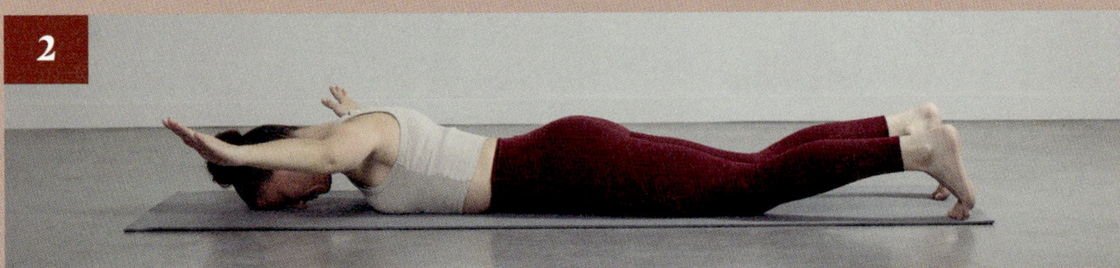

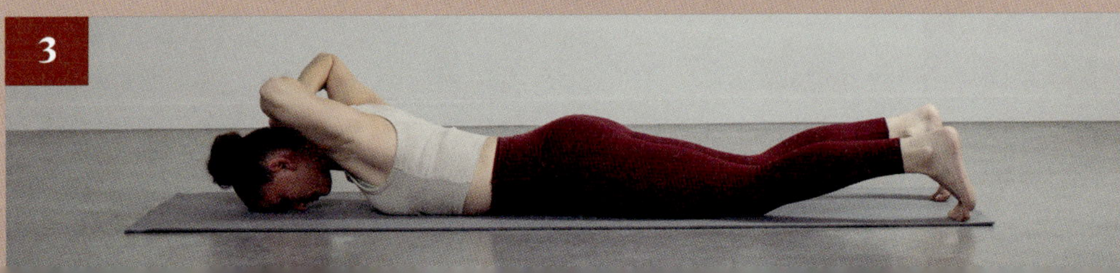

Aufgepasst

Arbeite nicht mit Schwung, sondern millimeterweise. Lege die Hände möglichst nicht ab, sondern hebe sie so weit wie möglich an.

TIPP

- Ist dir die Übung im Liegen zu anstrengend oder geht sie auf den Nacken, dann führe sie im Sitzen oder Stehen durch. Gehe bei Schulterproblemen nur so weit, wie es ohne Schmerzen möglich ist. Achte darauf, nicht ins Hohlkreuz zu kommen.
- Zur Mobilisierung bei viel Schreibtischarbeit kannst du die Übung gerne zwischendurch im Sitzen 4- bis 5-mal wiederholen.

Problem? Fix it!

- dynamische Bewegung, die die hintere Schultermuskulatur und die Muskulatur zwischen den Schulterblättern kräftigt und vorne dehnt und mobilisiert
- stärkt die obere Rücken- und Schultermuskulatur
- aktiviert den ganzen Körper
- befreit die Rippen, führt so zur Verbesserung der tiefen Atmung und reduziert damit Stress
- tolle Gegenbewegung zum Geierhals und zu nach vorne gefallenen Schultern und Rundrücken
- hilft bei Schulterproblemen von Vielsitzern, da sie das Stabilisieren und Gleiten optimiert
- verbessert die Körperhaltung
- lindert Nackenschmerzen
- regt Lymphfluss an

Dreifacher Brustöffner

1. Komme in einen aufrechten Stand, die Füße sind hüft- oder schulterbreit geöffnet. Aktiviere deine Bauchmuskeln, kippe das Becken leicht nach hinten. Komme in ein leichtes Doppelkinn. Die Schultern ziehen weg von den Ohren, die Schulterblätter nach hinten unten. Hebe nun die Unterarme zur Seite, sodass im Ellenbogen ein 90-Grad-Winkel entsteht. Halte die Arme nahe am Rumpf, die Handflächen zeigen nach oben.
2. Ziehe nun einatmend langsam und bewusst die Ellenbogen so weit wie möglich nach hinten. Die Schulterblätter ziehen zueinander, die Schultern bleiben tief, die Ellenbogen nahe am Körper. Halte 1 bis 2 Sekunden, löse dann ausatmend die Anspannung und komme mit den Ellenbogen wieder neben den Körper. Führe 3 Wiederholungen durch.
3. Hebe nun die Arme auf Schulterhöhe. Die Schultern bleiben tief, die Ellenbogen sind im 90-Grad-Winkel gebeugt. Die Handflächen zeigen nach vorne. Einatmend wieder bewusst die Ellenbogen nach hinten, die Schultern zusammenziehen. Halten und ausatmend lösen. Führe 3 Wiederholungen durch.
4. Hebe die Arme nun so weit, dass sich die Fingerspitzen über dem Kopf berühren. Die Schultern bleiben weg von den Ohren. Einatmend Ellenbogen nach hinten und Schulterblätter zusammenziehen. Halten und ausatmend lösen. Führe 3 Wiederholungen durch.

Aufgepasst

»Schulterpatienten« üben am besten unterhalb der Schulterhöhe.

TIPP

Diese Übung lässt sich bei Schreibtischarbeit auch wunderbar zwischendurch ausführen. Dann gerne einfach in jeder Position 5-mal nach hinten federn.

Problem? Fix it!

- kräftigt die Rückenmuskulatur, verbessert die Haltung und Ausstrahlung
- verbessert Atemtiefe, Energie und Konzentration
- befreit die Gefäße und aktiviert die Lymphe
- hilft gegen Rückenschmerzen, mobilisiert die Wirbelsäule
- lindert Verspannungen in Brustkorb, Nacken und Schultermuskulatur

1

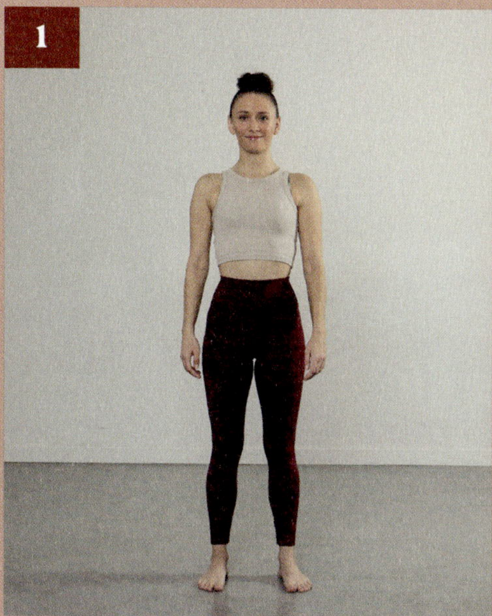

2

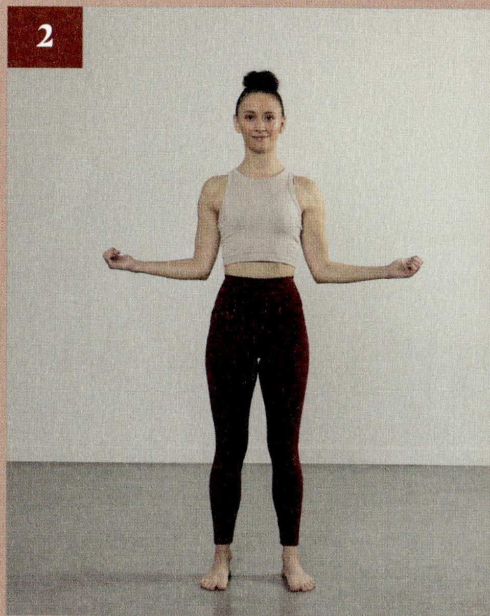

3

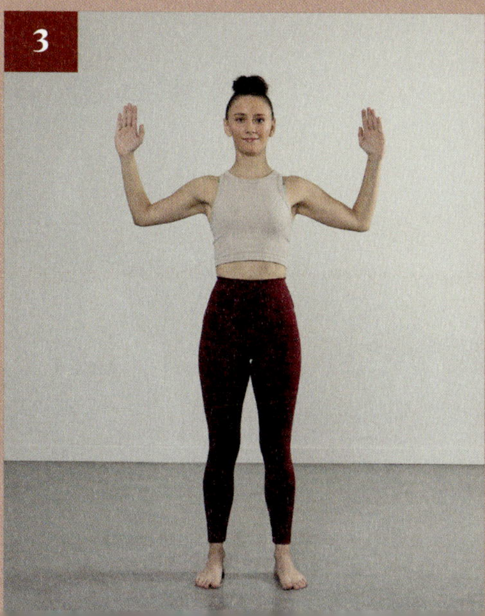

4

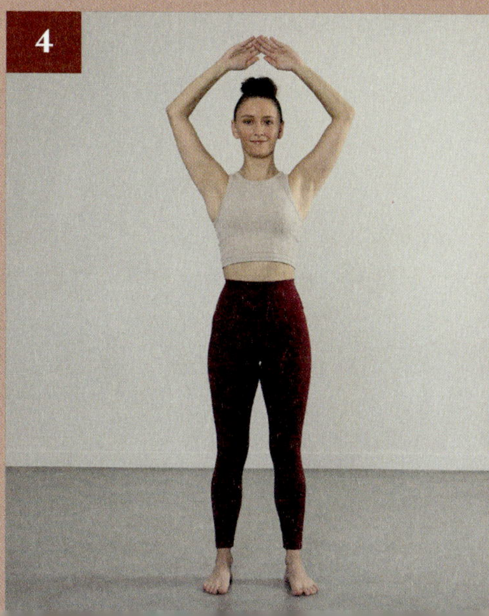

Halber Schmetterling im Vierfüßlerstand

1. Komme in den Vierfüßlerstand. Die Knie sind unterhalb der Hüfte, die Hände unter den Schultern.
2. Hebe einatmend den rechten Arm seitlich an, der Oberkörper darf sich aufdrehen, der Blick folgt der oberen Hand.
3. Ausatmend komme nach unten, tauche den rechten Arm unter dem linken Arm hindurch. Lege Handfläche und Arm auf, der Daumen zeigt nach vorne. Ziehe die Hand weiter unter dem aufgesetzten Arm hindurch und lege auch Schulter und Kopf auf dem Boden ab. Genieße die Dehnung für 1 bis 2 Atemzüge. Komme zurück in den Vierfüßlerstand. Wiederhole 1 Minute pro Seite, wechsle dann die Seiten. 2 bis 3 Durchgänge pro Seite.

Aufgepasst

Gehe nur so weit, wie es dir guttut. Achte auf fließende, kontrollierte Bewegungen und passe die Übung so an, dass sie für dich möglich und effektiv ist. Ein mögliches Knacken entsteht durch Gasbläschen in der Gelenkflüssigkeit, die platzen (siehe Seite 31).

Problem? Fix it!

- mobilisiert die Wirbelsäule und lindert Schmerzen
- sanfte Drehung und Öffnung des oberen Rückens
- löst Verspannungen zwischen den Schulterblättern und dehnt Brustkorb und Oberkörper
- hilft gegen Schulterschmerzen und in die Arme ausstrahlende Schmerzen, ist auch gut gegen Nackenschmerzen
- fördert die Entspannung

1

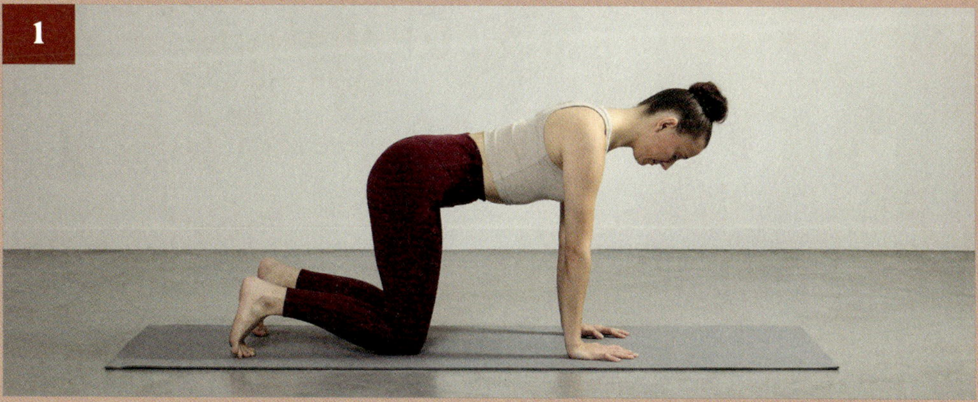

2

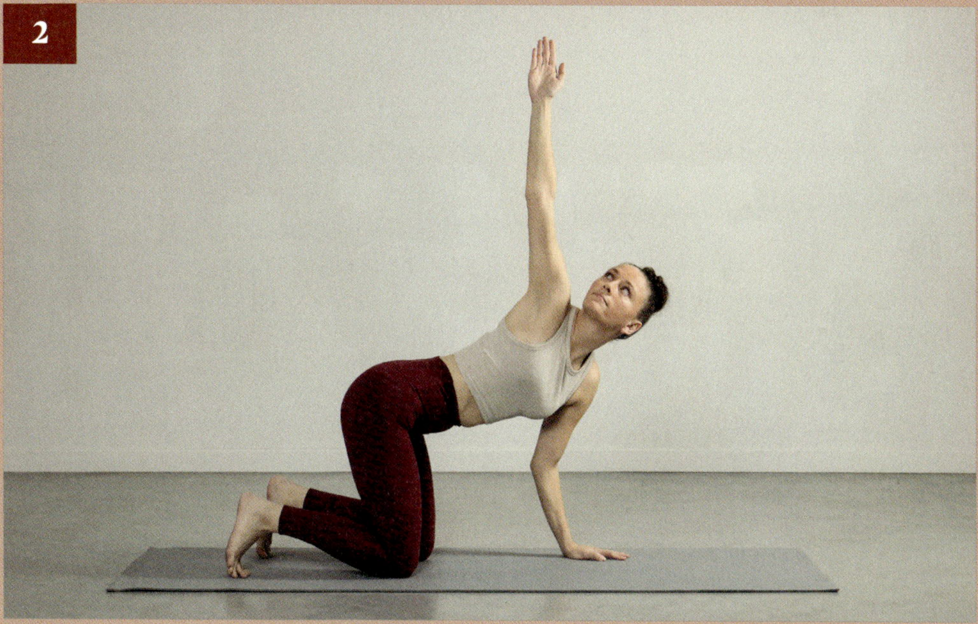

3

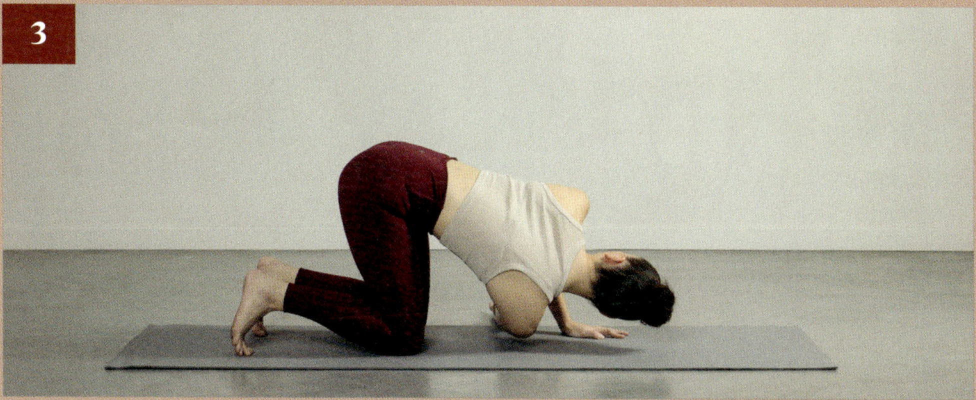

! Beliebte Übung bei Instagram

Ganzer Rücken zur Wand

1. Stelle dich mit dem Rücken einen halben Schritt entfernt vor eine Wand. Die Knie sind leicht gebeugt, die Bauchmuskeln aktiviert. Hebe die Arme angewinkelt auf Schulterhöhe an.
2. Drehe den Oberkörper langsam und kontrolliert so weit du kannst nach rechts, ohne dass sich die linke Ferse vom Boden abhebt. Lege die rechte Hand an die Wand, lehne dich leicht nach hinten Richtung Wand. Der Kopf dreht mit, der Blick geht zur Wand. Komme mit der Atmung weiter in die Drehung, wandere mit der rechten Hand an der Wand entlang und versuche, auch die linke Hand aufzulegen. Drehe dich sanft wieder zurück und komme kraftvoll und kontrolliert wieder zur Mitte zurück. Drehe dich zur anderen Seite. Führe 3 Durchgänge à 1 bis 2 Minuten durch.

TIPP

Auch wenn du nur eine Hand an die Wand bekommst, ist die Übung super wirksam. Dein Bewegungsradius wird sich im Laufe der Zeit durch regelmäßiges Üben vergrößern. Sei zu Beginn nicht zu ehrgeizig und achte auf dich. Die Wand dient dir als sanfte Begrenzung und taktile Rückmeldung. Durch das Ziel drehst du weiter als ohne.

Problem? Fix it!

- mobilisiert die Wirbelsäule für eine geschmeidige Rotation, lindert Verspannungen
- dehnt Brustwirbelsäule, Brustkorb, seitlichen Rumpf und Schultern
- ist eine Wohltat für den ganzen Körper, auch für die Augen
- kann Kopfschmerzen verringern
- stärkt Koordination und Körperwahrnehmung
- lindert Rückenschmerzen

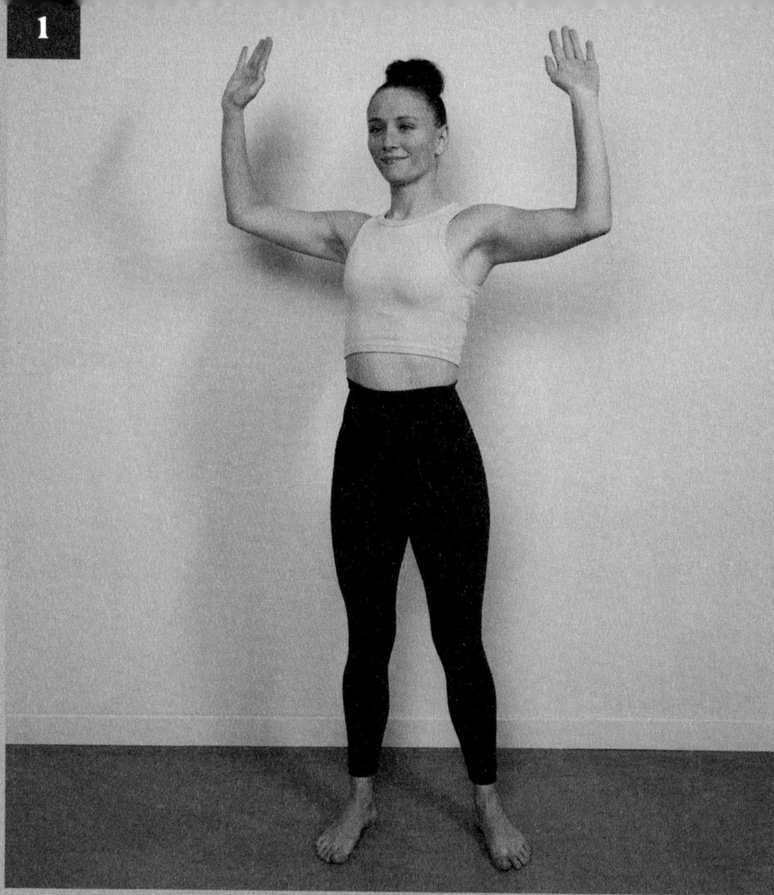
1

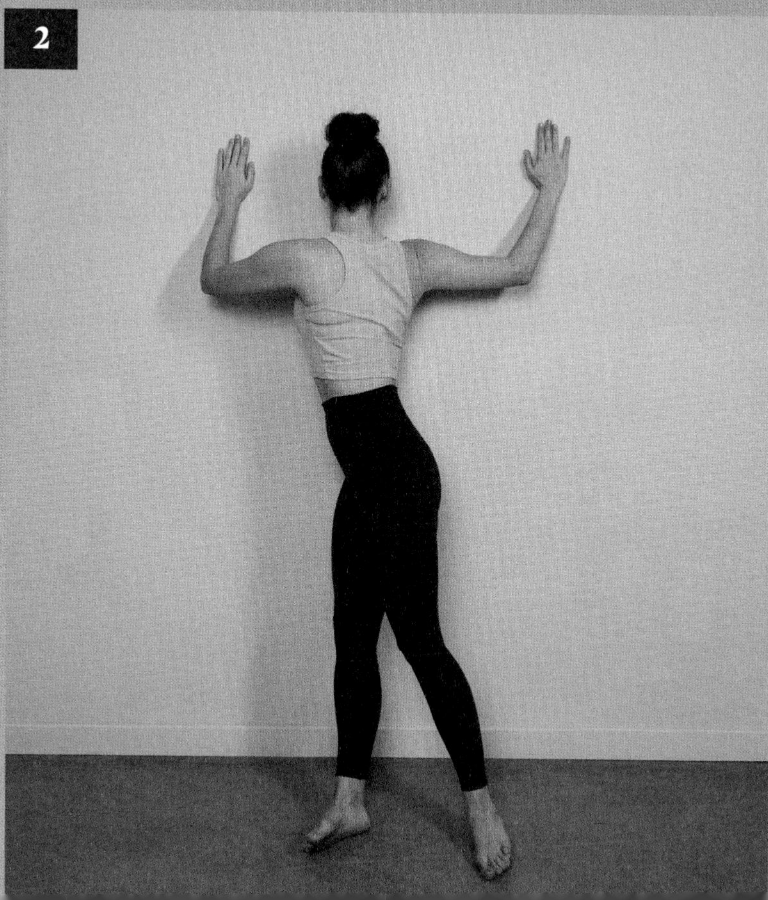
2

Plank

1. Komme in eine Liegestützposition. Beuge deine Ellenbogen und stütze dich auf deine Unterarme. Deine Ellenbogen befinden sich direkt unter deinen Schultern und deine Unterarme zeigen nach vorne. Bilde eine gerade Linie von deinen Fersen bis zu deinem Kopf. Spanne deine Bauchmuskeln fest an, ziehe deinen Bauchnabel leicht nach innen zur Wirbelsäule. Aktiviere deine Gesäßmuskulatur und halte deine Beine gestreckt. Dein Blick ist nach unten gerichtet, etwa eine Handbreit vor deinen Händen oder Unterarmen. Beginne mit 20 bis 30 Sekunden Haltezeit. Steigere die Dauer allmählich, sobald du dich stärker fühlst (bis zu 1 bis 2 Minuten).
2. Senke ein Knie langsam und kontrolliert in Richtung Boden. Berühre den Boden nur leicht oder halte das Knie knapp über dem Boden in der Luft. Halte dabei die Rumpfspannung. Das Becken bleibt stabil. Versuche, es nicht zur Seite zu verdrehen oder abzukippen. Hebe das Knie langsam und kontrolliert wieder an. Wiederhole die Bewegung mit dem anderen Knie. Führe 2 Sätze mit je 8 bis 12 Wiederholungen pro Seite durch.

TIPP

Übe am besten vor einem Spiegel. So kannst du kontrollieren, ob du wirklich ganz gerade bist. Es ist in dieser Position extrem schwierig, den Körper ganz gerade zu halten. Die Körperwahrnehmung täuscht hier oft und der Körper kompensiert unbewusst. Hebe das Gesäß sicherheitshalber etwas an – zu hoch ist besser als zu tief.

Problem? Fix it!

- stärkt die Rumpfmuskulatur, Handgelenke, Schultern und Unterarme
- kräftigt Schultern und Gesäß
- sorgt dafür, dass man die Gelenke in einer aufrechten Position halten kann, wenn man gestreckt ist, da die Plank den Stand imitiert
- gut gegen Probleme in der Halswirbelsäule und bei Karpaltunnelsyndrom
- verbessert die Körperhaltung
- reduziert Rückenschmerzen
- steigert die Stabilität und Balance

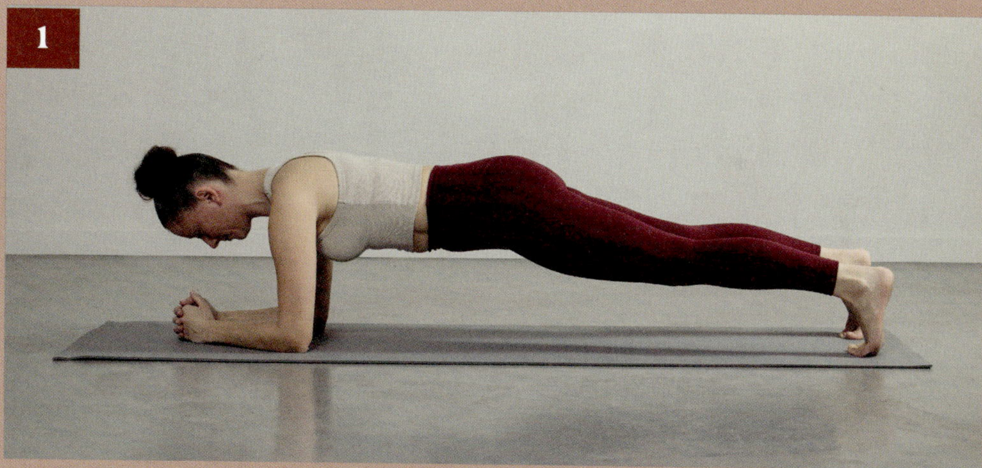

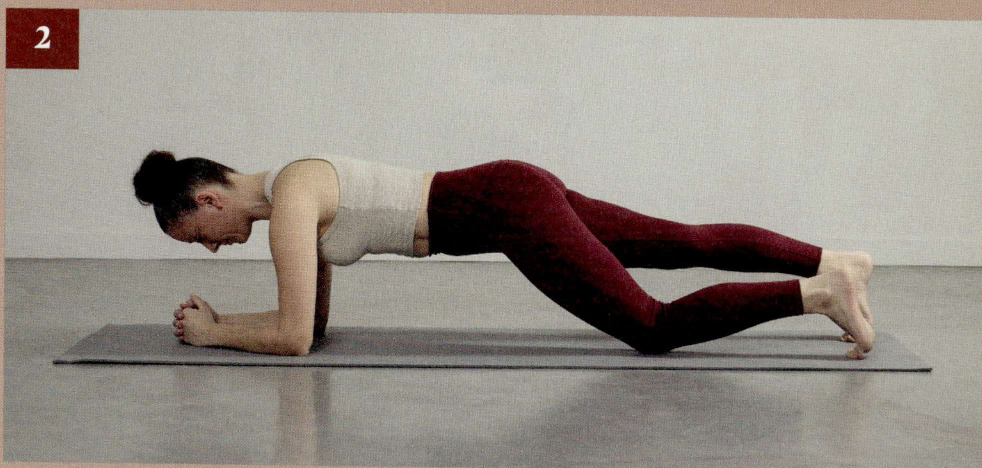

! Beliebte Übung bei Instagram

Ellenbogen auf dem Tisch

1. Setze dich auf einen Stuhl vor einem Tisch. Lege die Hände sanft an den Hinterkopf, die Füße stehen flach am Boden. Beuge dich nach vorne und stütze die Ellenbogen auf dem Tisch auf.
2. Hebe nun einen Ellenbogen ab und drehe nach hinten oben auf, so weit es dir möglich ist. Die Augen folgen dem Ellenbogen, die Schulterblätter ziehen hinten zusammen. Bringe viel Raum und Öffnung in deine Brust. Halte in der Endposition kurz, atme tief ein und aus, genieße die Dehnung. Komme zurück zur Mitte und drehe zur anderen Seite. Führe 3 Wiederholungen durch.

Aufgepasst

Achte auch hier wieder darauf, nicht ins Hohlkreuz zu kommen. Die Bewegung kommt aus dem oberen Rücken und den Schulterblättern. Drehe sanft und kontrolliert, nicht ruckartig.

TIPP

Eine perfekte Übung für zwischendurch für alle, die viel am Schreibtisch arbeiten. Rotiere entspannt, um deinen oberen Rücken und Brustkorb zu mobilisieren.

Problem? Fix it!

- mobilisiert und kräftigt (vor allem den Trapezmuskel)
- hilft gegen Nackenprobleme und -schmerzen, bei Katzenbuckel und nach vorne gefallenen Schultern
- löst Verspannungen im oberen Rücken, im Brustraum und in den Schulterblättern
- sorgt für tiefere, bessere Atmung, Entspannung, Stressreduktion, bessere Konzentration und besseren Lymphfluss

1

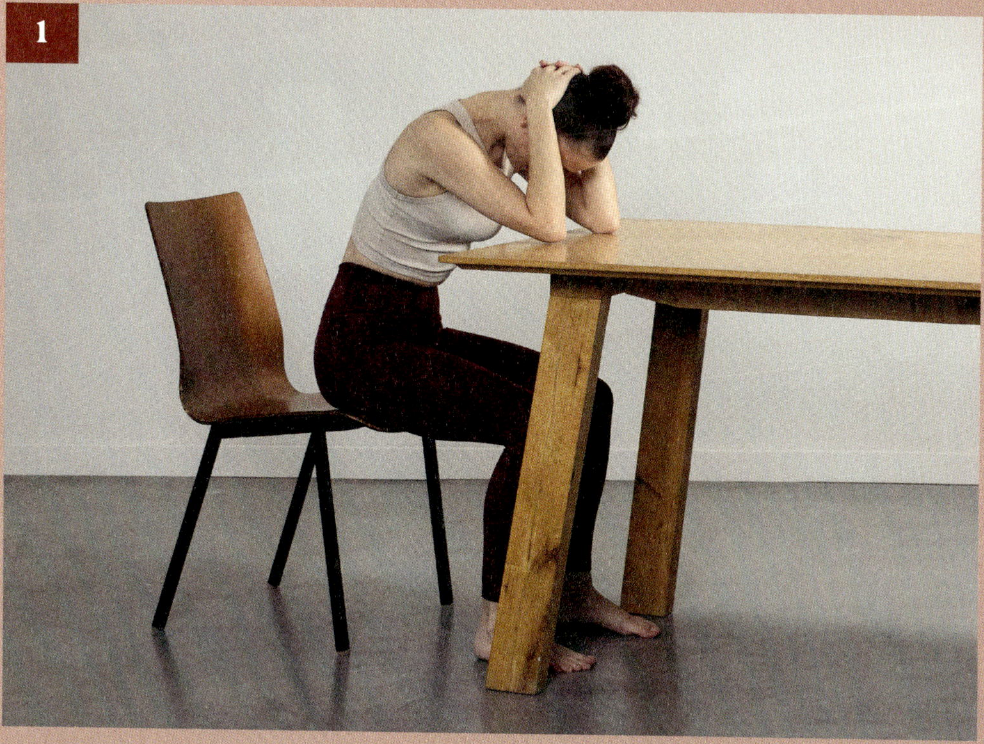

2

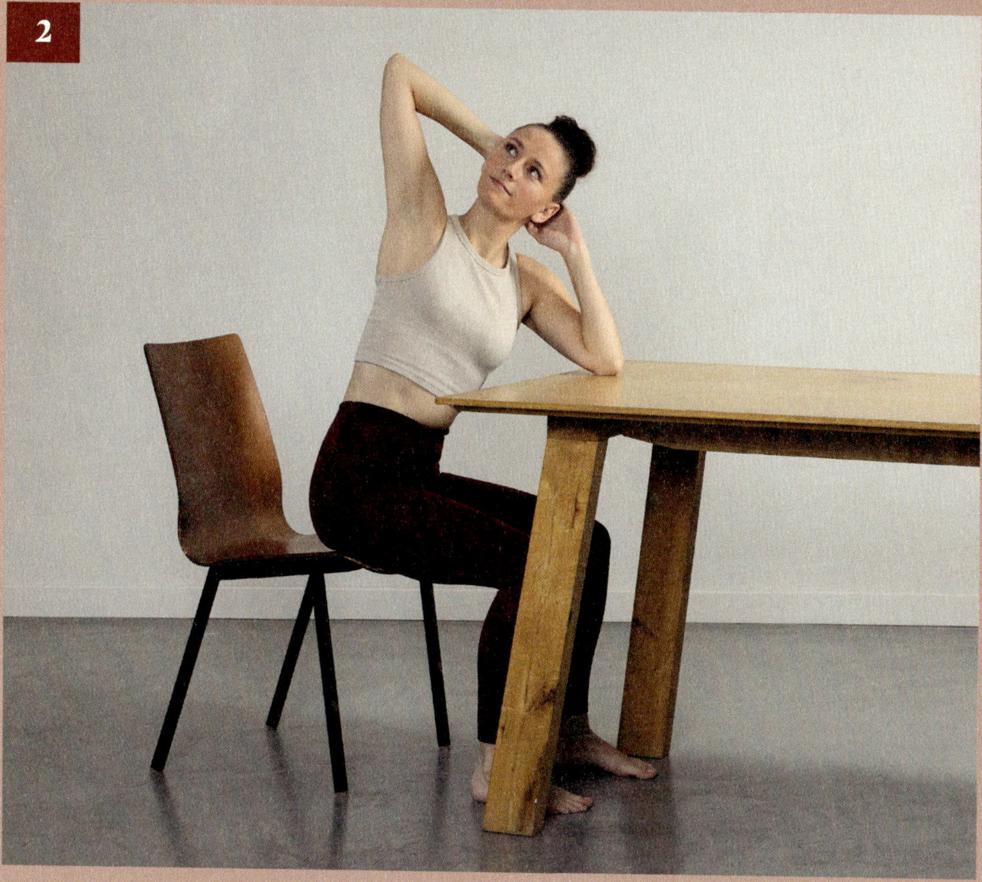

! Beliebte Übung bei Instagram

Arme heben und senken mit Rücken an der Wand

1. Stelle dich mit einer Fußlänge Abstand mit dem Rücken zur Wand. Lehne dein Gesäß und den oberen Rücken an die Wand. Richte deinen Rücken auf, kippe das Becken nach hinten, die Schulterblätter ziehen zueinander. Die Arme liegen neben dem Körper seitlich an der Wand und bleiben dort während der ganzen Übung.
2. Führe die Arme seitlich an der Wand entlang nach oben, so weit du kannst. Die Ellenbogen können gebeugt oder gestreckt sein. Achte darauf, dass die Arme die ganze Zeit an der Wand bleiben, die Schulterblätter aktiviert sind und du nicht ins Hohlkreuz ausweichst. Atme während der Übung entspannt weiter. Führe die Arme 10- bis 12-mal hoch und runter, pausiere. Führe 3 Wiederholungen durch. Die Übung sollte angenehm anstrengend sein. Die Wand hilft bei der Umsetzung.

Problem? Fix it!

- öffnet vordere Lymphknoten und Brustkorb, dehnt die vorderen Strukturen
- dehnt Schultern und Arme
- aktiviert die Rückenmuskulatur
- verbessert Schultermobilität und -ansteuerung
- ist gut gegen Nackenbuckel, Geierhals, Doppelkinn
- hilft gegen Steifheit und Verspannung
- stärkt die Koordination der Muskeln bei Aufrichtung
- verbessert die Aufrichtung und Haltung

1

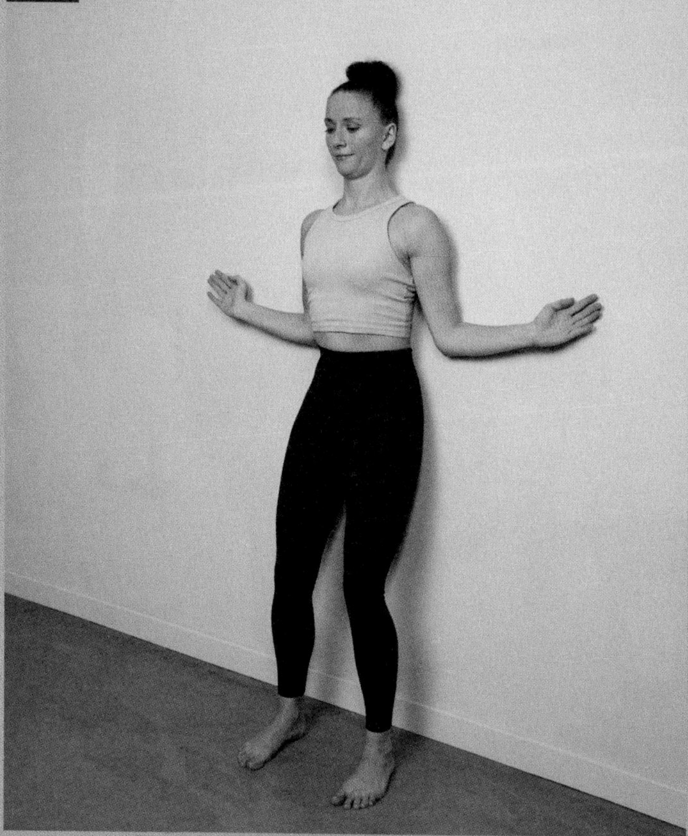

2

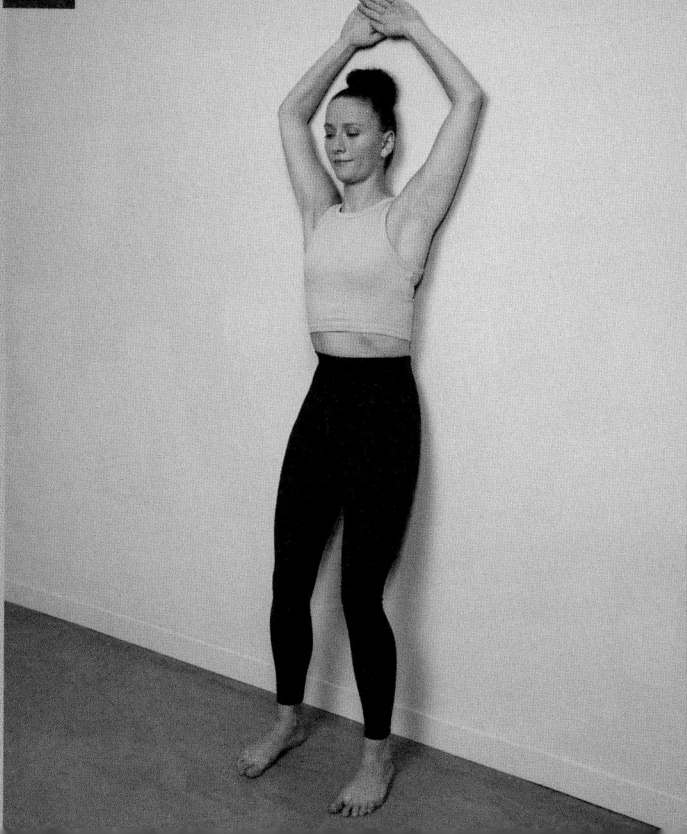

Stern im Türrahmen

1. Stelle dich aufrecht vor den Türrahmen. Lege die Hände und Unterarme an den Rahmen und mache einen Ausfallschritt nach vorne. Halte den Oberkörper relativ gerade und lehne dich etwas nach vorne. Halte die passive Dehnung 30 Sekunden bis 1 Minute, atme dabei tief und gleichmäßig weiter.
2. Um die Übung aktiver und fordernder zu gestalten, löse am Bewegungsende die Arme, Ellenbogen und Hände vom Türrahmen und ziehe die Schulterblätter hinten zusammen. Achte darauf, mit dem unteren Rücken nicht auszuweichen und nicht ins Hohlkreuz zu kommen. Lösen. Wiederhole, so oft du kannst, mache eine kurze Pause und wiederhole den Durchgang insgesamt 3-mal.

TIPP

Die passive Dehnung kannst du – wenn du viel am Schreibtisch sitzt – auch super nutzen, um dich einmal ordentlich durchzudrücken und den Brustraum zu öffnen.

Problem? Fix it!

- aktiviert die Muskeln hinten in der Schulterpartie und im oberen Rücken
- bewirkt eine sanfte Dehnung im Brustraum
- fördert die Durchblutung, ist gut fürs Herz und für die Atmung
- spendet mehr Energie und Konzentration
- ist gut gegen Nacken- und Rückenschmerzen, löst Blockaden
- ist gut gegen nach vorne gebeugte Haltung und Rundrücken; die Aufrichtung ist auch gut für die Psyche
- öffnet ab der Brustwirbelsäule aufwärts in jedem Gelenk
- lindert Beschwerden in Schultern, Ellenbogen und Hand
- löst Verspannungen

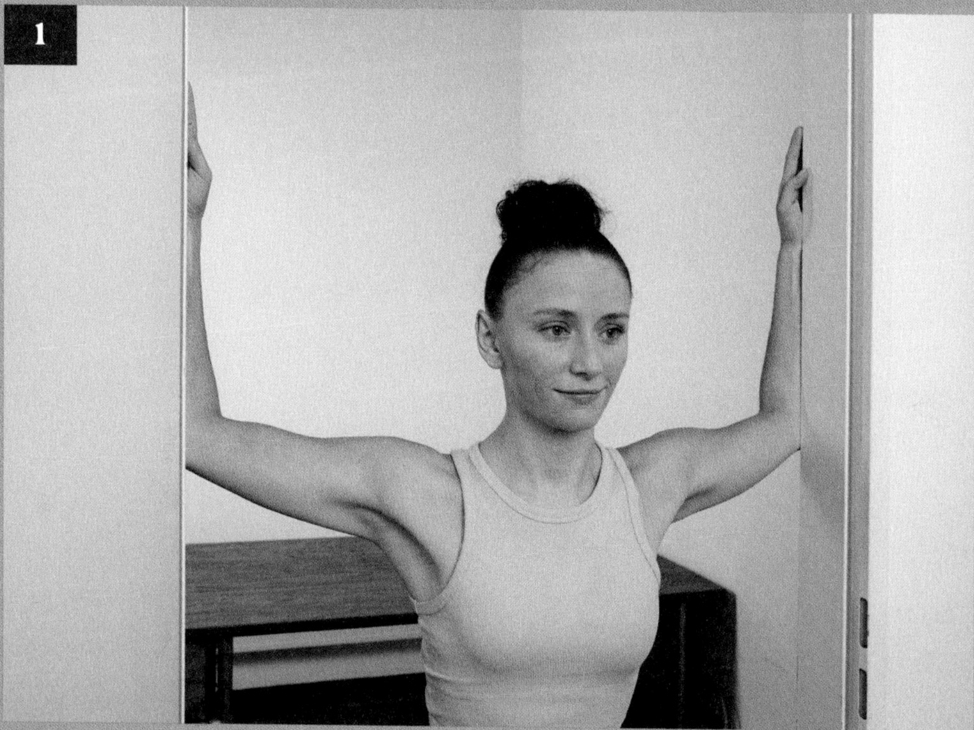
1

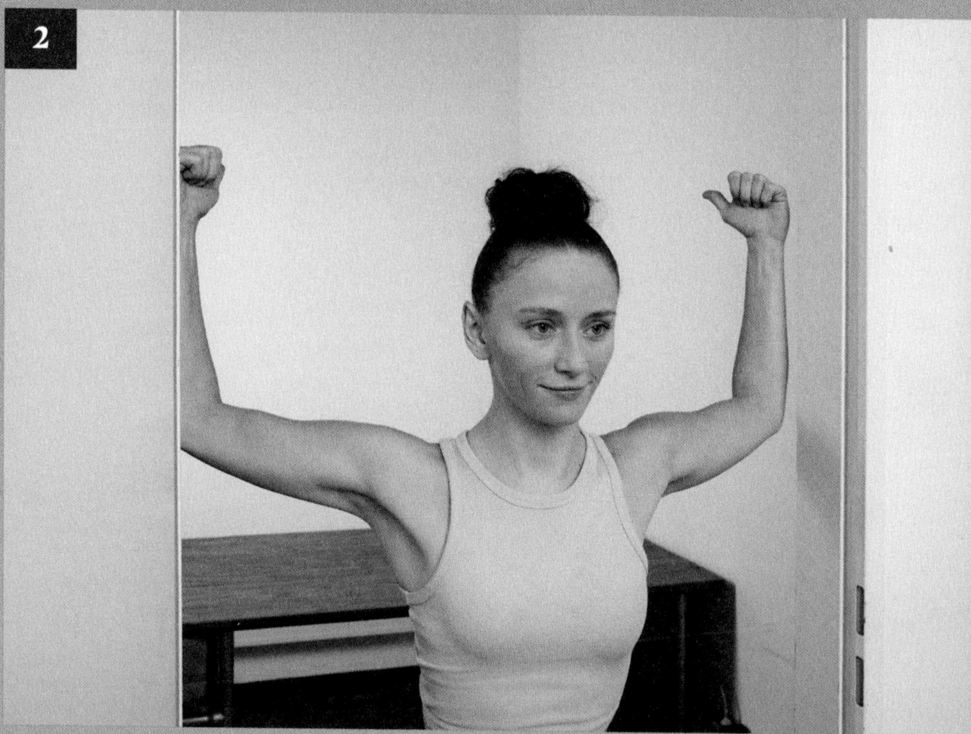
2

Katze-Kuh an der Wand

1. Stelle dich eine Armlänge entfernt mit dem Gesicht zur Wand. Lege die Hände auf Schulterhöhe an die Wand. Die Finger zeigen nach oben, die Füße stehen hüft- bis schulterbreit, die Knie sind leicht gebeugt.
2. Komme in die Katze: Atme aus und mache Wirbel für Wirbel einen runden Rücken wie einen Katzenbuckel. Ziehe den Bauchnabel nach innen, kippe das Becken nach hinten. Lasse den Kopf hängen.
3. Komme dann in die Kuh: Atme ein und lasse deinen Oberkörper Wirbel für Wirbel Richtung Boden sinken. Hebe den Kopf leicht an. Die Bewegung kommt aus der Wirbelsäule, nicht aus den Schultern. Verweile gerne in angenehmen Positionen. Übe 1 bis 2 Minuten im Wechsel.

TIPP

Die Schwerkraft und der Druckpunkt der Wand helfen dir, noch weiter zu öffnen und zu dehnen. Bei Schmerzen in den Schultern solltest du lieber auf einer Matte im Vierfüßlerstand üben.

Problem? Fix it!

- angenehme Mobilisierung vom Becken bis zum Kopf
- sanfte Dehnung in der Katze und eine angenehme Brustöffnung in der Kuh
- Geschmeidigkeit in der und Entlastung für die Wirbelsäule
- löst Rückenschmerzen, Steifheit und Verspannungen
- verbessert die Haltung
- gibt ein Gefühl von Leichtigkeit
- verbessert die Körperwahrnehmung
- fördert Entspannung und reduziert Stress

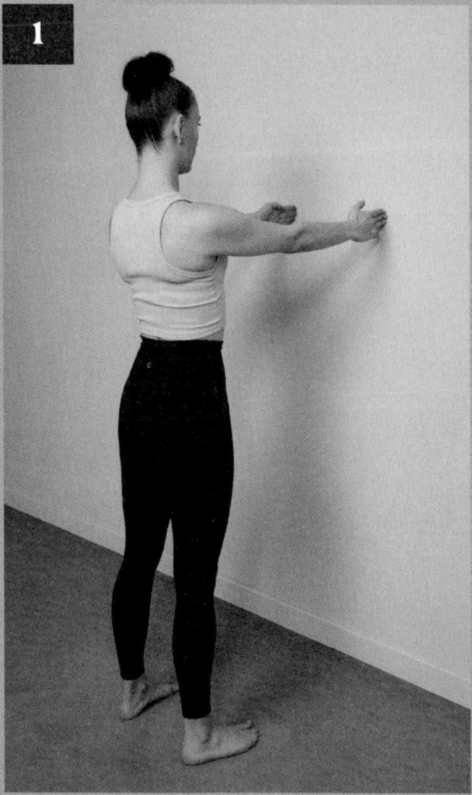

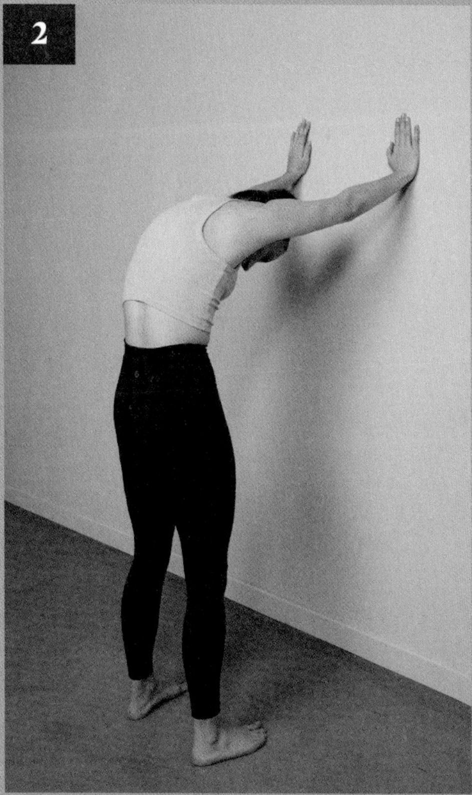

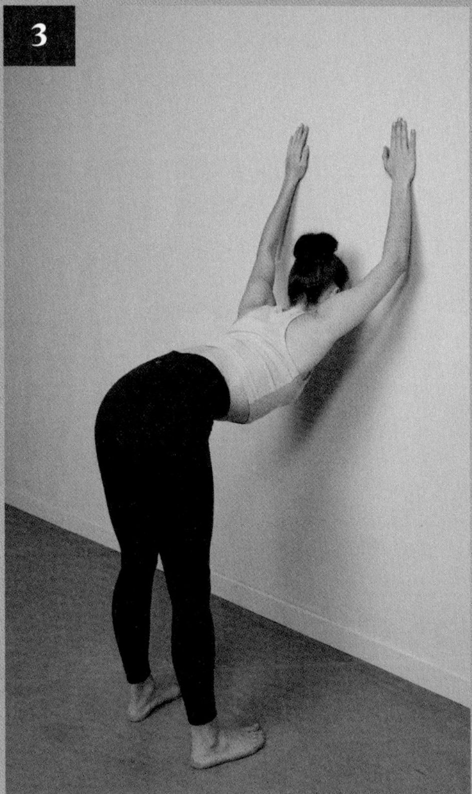

Aufgepasst
In der Kuh-Position solltest du keine Schmerzen im unteren Rücken haben.

HÜFTE, BEINE UND FÜSSE

Die Beine werden oft vernachlässigt, dabei sind ihre Beweglichkeit und ihre Kraft der Schlüssel zu deiner gesamten Gesundheit. Studien belegen, dass starke Beine das Herz-Kreislauf-System unterstützen und das Risiko für Gelenk- und Herzkreislauferkrankungen senken.

Vielleicht denkst du: »Ich bin ja einfach so verkürzt«. Doch das ist ein Irrglaube. Dein Körper ist anpassungsfähig und vieles lässt sich verbessern. Denn eingeschränkte Beine haben weitreichende Folgen für den ganzen Körper. Ein Problem in den Beinen kann die Ursache für Schmerzen im Rücken, der Halswirbelsäule oder den Schultern sein.

Die gute Nachricht: Dein Körper freut sich über jede Verbesserung. So wie der Rest deines Körpers sind auch deine Füße und Beine veränderbar und anpassungsfähig. Anstatt nur auf Hilfsmittel wie Einlagen zu setzen, die oft nur die Symptome behandeln, kannst du aktiv an der Ursache arbeiten.

! Sehr beliebte Übung bei Instagram

Bridging

1. Komme in Rückenlage auf deine Matte. Die Füße stehen angewinkelt und hüftbreit. Die Arme liegen nahe neben dem Körper. Spanne Gesäß und Beckenboden an. Der Bauch ist aktiv nach innen gezogen. Kippe das Becken nach hinten. Drücke den unteren Rücken in die Matte.
2. Hebe einatmend den Oberkörper Wirbel für Wirbel beginnend mit dem Becken an. Knie, Hüfte und Schultern bilden eine Linie. Halte 2 bis 3 Sekunden, überprüfe und korrigiere bei Bedarf. Lege den Rücken Wirbel für Wirbel ausatmend wieder ab. 2 bis 3 Runden à 10- bis 15-mal.
3. Wenn das gut klappt, übe die nächste Variante: Hebe dazu, wenn du stabil in der Bridge bist, ein Bein an. Das Bein kann angewinkelt oder gestreckt sein. Setze den Fuß wieder ab. Hebe die Beine abwechselnd 10- bis 15-mal an. Lege den Rücken ausatmend Wirbel für Wirbel wieder auf der Matte ab. Mache insgesamt 3 Durchgänge.
4. Wenn auch das gut klappt, hebe gleichzeitig mit dem Bein den entgegengesetzten Arm an. Lege Arm und Bein wieder ab und wechsle die Seiten. Wiederhole dies 10- bis 15-mal, lege dann den Rücken Wirbel für Wirbel wieder auf der Matte ab. Führe 3 Durchgänge durch.

Aufgepasst

Gehe bei Schmerzen noch einmal einen Schritt zurück und übe eine leichtere Variante. Achte darauf, dass der Körper nicht ausweicht. In der ersten Variante ist die gerade Linie von Knie, Hüfte und Schultern wichtiger als die Höhe.

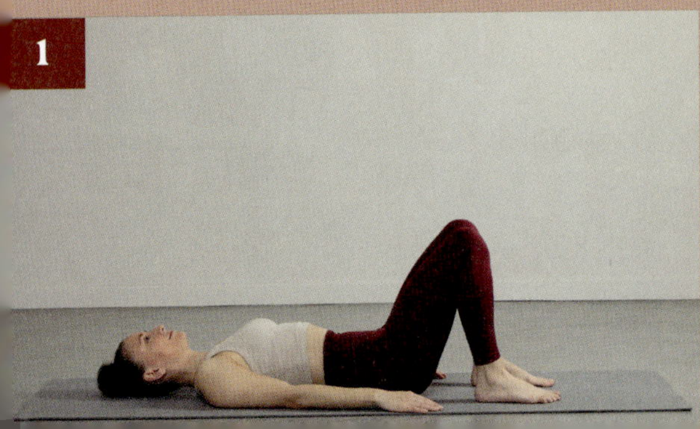

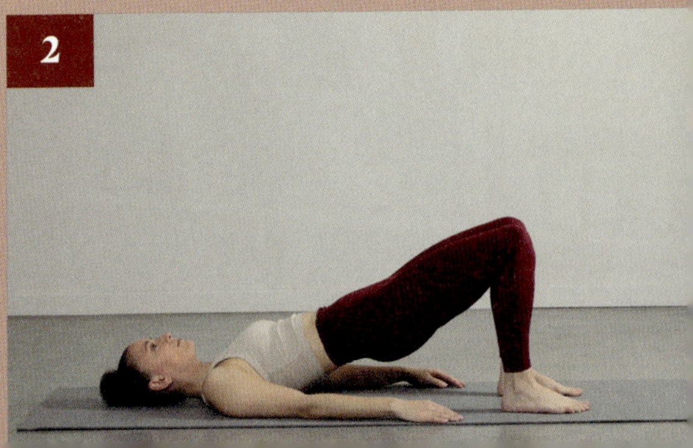

Problem? Fix it!

- stärkt und stabilisiert die Tiefenmuskulatur in Gesäß und hinteren Oberschenkeln
- stärkt den Beckenboden (im Alltag wichtig beim Springen und Niesen)
- mobilisiert und kräftigt die Hüftbeuger
- fördert die Beweglichkeit (gute Übung, wenn man im Stand nicht mit den Händen bis zum Boden kommt)
- ist gut für stabile Hüften
- hilft gut gegen Probleme im unteren Rücken
- gibt Kraft im Alltag, für mehr Leistung
- gut gegen Verwringungen und Verschiebungen in der Hüfte, kann bei Beinlängendifferenz helfen
- verbessert die Körperhaltung
- unterstützt ein starkes Becken, wichtig für Schwangerschaft und Geburt
- ist gut gegen Rektusdiastase und zum Kräftigen des Beckenbodens, weil man lernt, das Becken richtig anzusteuern
- Beckenboden, Rumpf und unterer Rücken werden gestärkt
- steigert die maximale Rumpfaktivität, Ganzkörperkraft und -kontrolle

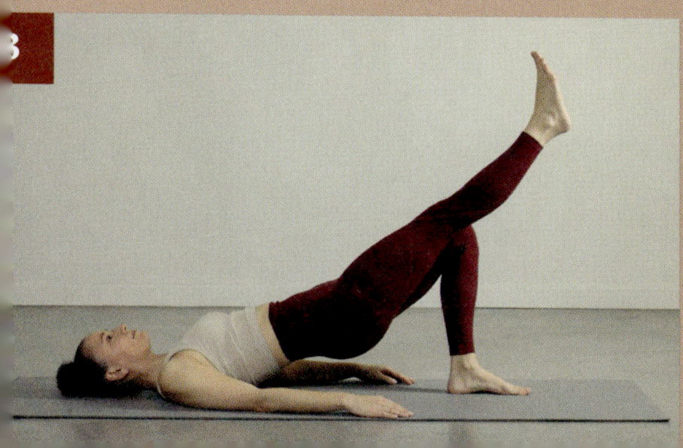

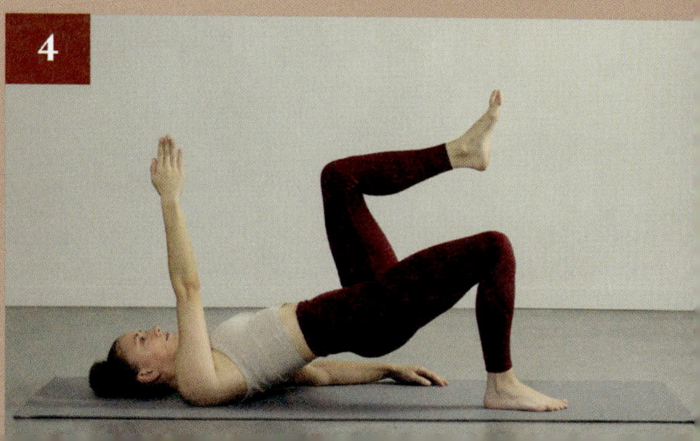

Hüft-Cars

1. Komme in einen aufrechten Stand. Verlagere das Gewicht auf das linke Bein, das Gewicht liegt auf Ferse, Außenkante und Fußballen. Das Knie ist leicht gebeugt. Kippe das Becken nach hinten. Hebe das rechte Bein bis auf Hüfthöhe so weit es geht an, ohne auszuweichen. Ober- und Unterschenkel bilden im Knie einen 90-Grad-Winkel.
2. Beginne mit dem Bein aus der Hüfte heraus zu kreisen. Führe das Bein dazu zuerst so weit es geht nach rechts außen, ohne auszuweichen. Die Bewegung kommt aus der Hüfte, der untere Rücken bleibt stabil.
3. Kreise das Bein weiter nach hinten so weit wie möglich. Achte darauf, mit der Hüfte nicht auszuweichen, das Bein führt die Bewegung, das Becken bleibt nach vorne ausgerichtet. Komme über die Mitte zurück nach vorne. Kreise 1 Minute (oder bis es nicht mehr geht) und wechsle dann die Seiten. In angenehmen Positionen gerne kurz verweilen. Führe 3 Durchgänge durch.

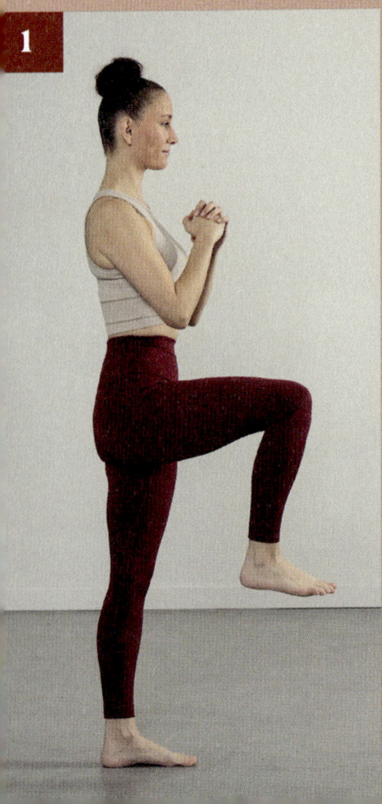

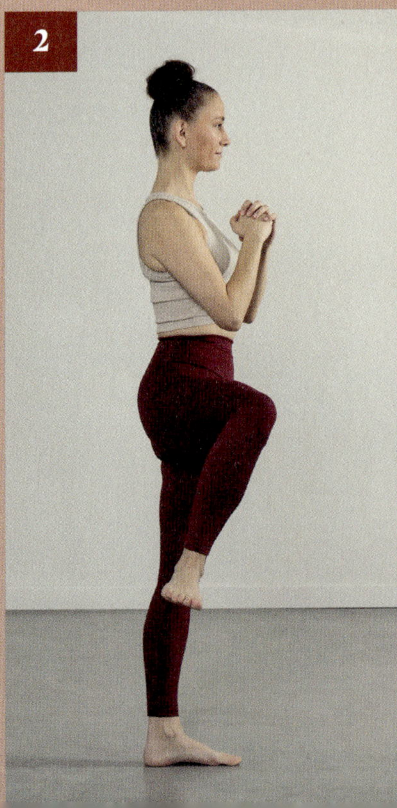

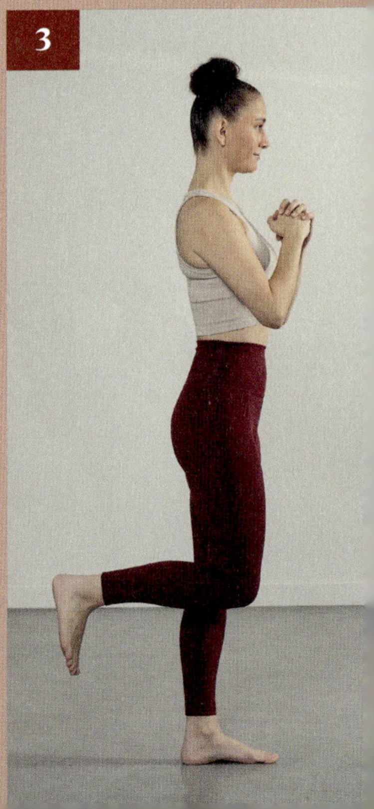

Aufgepasst

Bei Schmerzen in der Hüfte mobilisiere erst einmal den Bereich (siehe Seite 80 und 83) und versuche es dann noch einmal. Oder hebe das Bein nur so weit an, dass es angenehm ist.

TIPP

- Halte das Becken kontrolliert, achte darauf, dass du nicht ins Hohlkreuz ausweichst. Gesäß und Bauchmuskulatur werden aktiviert.
- Wenn es zu wackelig ist, stütze dich gerne mit der Hand an der Wand ab.
- Übe vor dem Spiegel, um die Ausführung und die Ausrichtung des Beckens zu kontrollieren.

Problem? Fix it!

- mobilisiert die Hüfte und ist gut gegen Hüftschmerzen
- öffnet und kräftigt den Hüftbeuger
- trainiert Tiefenmuskulatur, Gleichgewicht und Koordination
- im Standbein: sorgt für Anspannung vom Schienbein bis zum Gesäß
- sorgt für zunehmende Beweglichkeit
- stärkt das Gleichgewicht
- hilft bei eingeklemmten Nerven
- hilft gegen Rücken-, Fuß- und Knieschmerzen
- ist gut gegen Plantarfasziitis, Hüftschmerzen und Probleme mit dem Iliosakralgelenk
- ist gut für die Aufrichtung
- unterstützt die Herzgesundheit

Tiefe Hocke

Komme in einen aufrechten Stand, der Rücken ist gerade. Dein Blick geht gerade nach vorne. Die Füße stehen schulterbreit oder breiter, die Fußspitzen zeigen nach vorne und sind circa 30 Grad nach außen aufgedreht. Bringe langsam und bewusst dein Gesäß nach unten in eine tiefe Hocke. Halte den Oberkörper dabei gerade. Unten angekommen bringe die Handflächen vor der Brust zusammen, stütze die Ellenbogen an die Innenseiten der Knie und drücke nach außen, um die Hüften weiter zu öffnen und den Rücken aufzurichten. Das Gewicht lastet auf den Außenkanten der Füße, die Fersen bleiben auf dem Boden. Die Knie dürfen über die Zehen hinausgehen. Halte 30 bis 60 Sekunden. Komme langsam wieder nach oben in den Stand. Führe 3 Durchgänge durch.

Aufgepasst

Wenn du nicht bis ganz nach unten kommst, gehe so weit du kannst ohne umzukippen. Komme dann wieder nach oben in den Stand. Gehe 10- bis 15-mal hoch und runter soweit du kannst. So baust du langsam mehr Beweglichkeit auf.

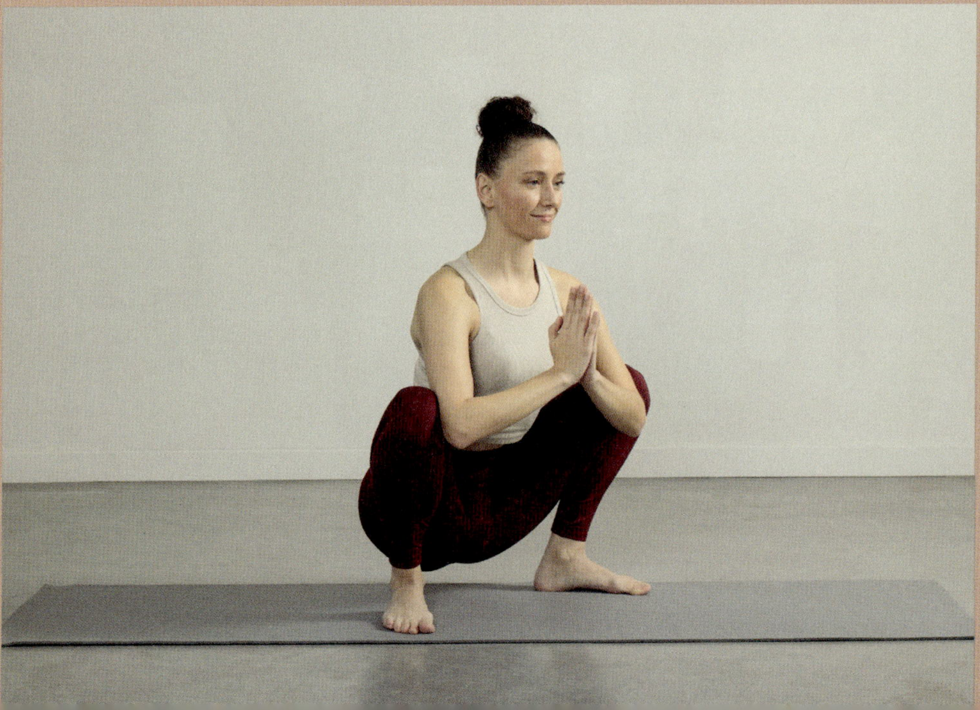

Varianten

Wenn dir die Übung am Anfang schwerfällt und du kippst, halte dich gerne fest.

Wenn du deine Fersen nicht absetzen kannst, deutet das auf Probleme in den Sprunggelenken hin. Mobilisiere diese dann erst einmal (siehe Seite 74 und 176).

TIPP

Die tiefe Hocke ist eine wichtige Alltagsbewegung, die viele nicht mehr können, aber eine tolle Alternative zum Stand ist. In anderen Kulturen (beispielsweise in Indien) sitzen Menschen oft und lange in der tiefen Hocke.

Problem? Fix it!

- fördert maximale Beweglichkeit und Kraft für Hüfte, Knie und Sprunggelenke
- kräftigt Beckenboden, Gesäß, Beine und unteren Rücken
- stärkt die Rumpfstabilität und die Körpermitte, macht schöne Beine und Füße
- dehnt Ferse, Gesäßmuskel und unteren Rücken
- fördert Hüft- und Sprunggelenkmobilität
- hilft gegen Verspannungen im ganzen Körper
- ist gut für jegliche Organe und Gelenke unterhalb des Rückens
- beugt Rückenschmerzen vor
- unterstützt die Verdauung
- nimmt den Druck vom Bauchraum
- kann erden und ein Gefühl von innerer Ruhe geben
- steigert das Wohlbefinden und reduziert Stress

Seitstretch

1. Komme in einen aufrechten Stand.
2. Stelle den rechten Fuß über Kreuz hinter den linken. Hebe beide Arme, ziehe dich nach oben und beuge dich zur linken Seite. Bleibe im gesamten Körper lang und sinke nicht in der linken Hüfte ein. Der Blick kann zur Decke oder gerade nach vorne gehen, das Becken ist nach hinten gekippt. Achte darauf, dass dein Körper nicht nach hinten fällt. Halte diese sanfte, lange Seitdehnung bis zu 1 Minute, wechsle dann die Seite.

Variante

Wenn du dich auf der gebeugten Seite eingeengt fühlst, stütze die Hand auf dieser Seite in die Hüfte und strecke nur die andere Hand nach oben.

TIPP

Dies ist eine gute Mobility- und Entspannungsübung für zwischendurch, auch morgens und abends, die Schmerzen lindert. Ein Knacken in der Brustwirbelsäule ist normal.

Problem? Fix it!

- verbessert die Beweglichkeit der Wirbelsäule
- ist gut für die Bandscheiben, die die Be- und Entlastung brauchen
- löst Verspannungen im Rumpf
- verbessert Durchblutung, Atmung, Aufrichtung und Konzentration
- hilft gegen Schulterschmerzen
- verbessert die Körperwahrnehmung

1

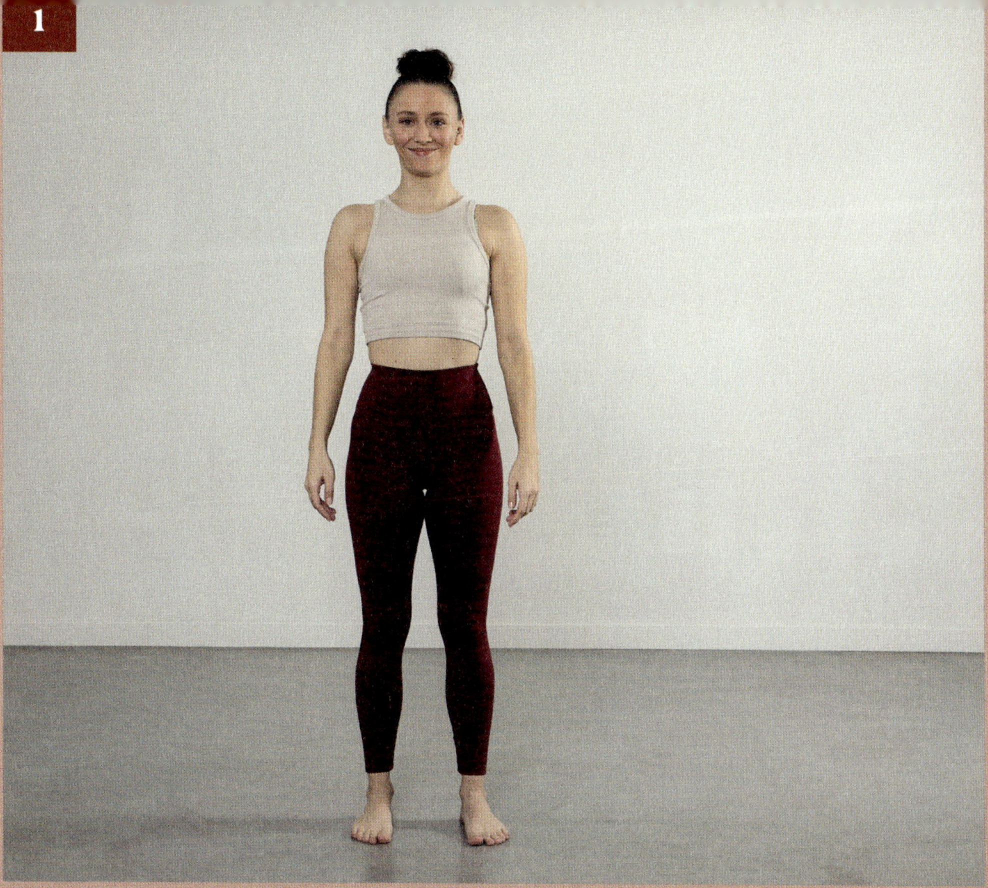

2

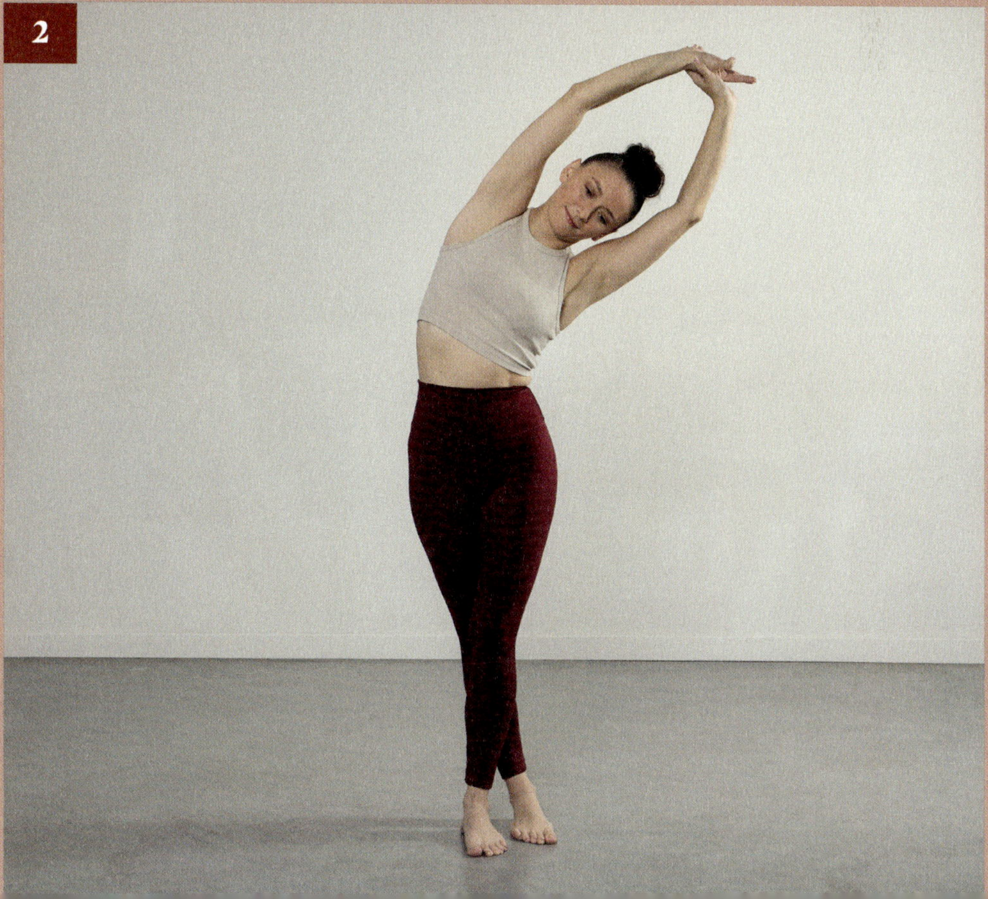

Bein im Stand nach vorne und seitlich heben

1. Komme in einen aufrechten Stand. Lege die Hände vor der Brust aufeinander. Verlagere das Gewicht auf das linke Bein, das Gewicht liegt auf Ferse, Außenkante und Fußballen. Das Knie ist leicht gebeugt. Kippe das Becken nach hinten. Hebe das rechte Bein so weit es geht gestreckt an, ohne auszuweichen. Ziehe die Zehen dabei zu dir heran. Senke das Bein wieder ab, ohne den Fuß abzusetzen. Wiederhole in 3 Durchgängen à 1 bis 2 Minuten.
2. Hebe dann das Bein gestreckt zur Seite, so weit es geht. Senke auch hier das Bein wieder ab, ohne den Fuß abzusetzen. Führe pro Seite 3 Durchgänge so durch – jeweils so oft es geht.

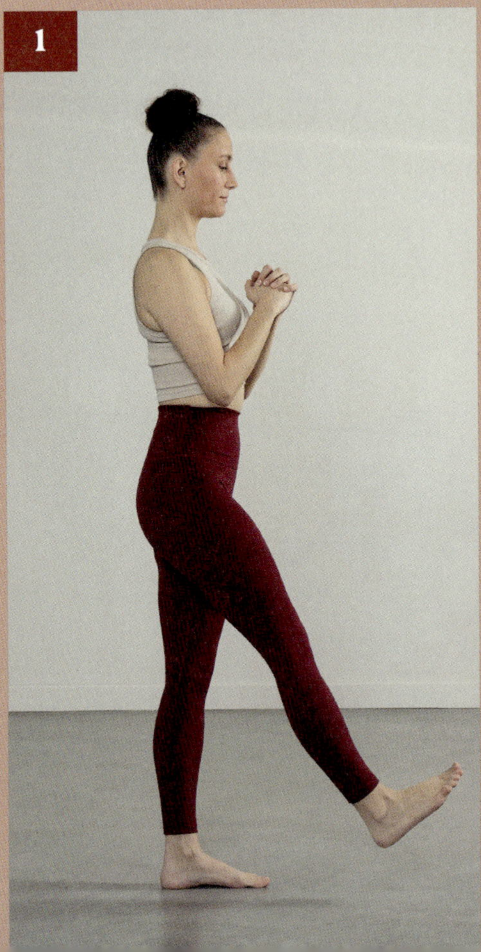

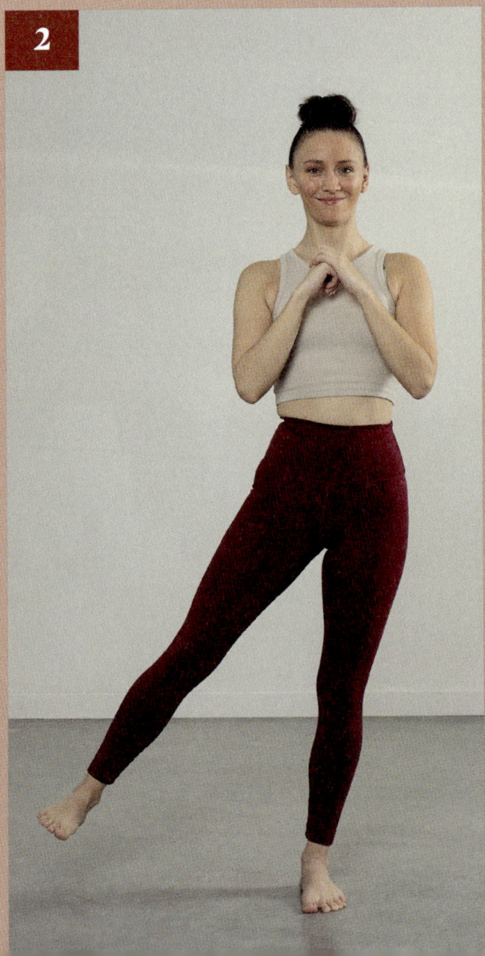

Problem? Fix it!

- öffnet die dorsale Kette
- mobilisiert die Nerven
- mobilisiert die Hüfte und hilft gegen Hüftschmerzen
- trainiert Tiefenmuskulatur, Gleichgewicht und Koordination
- ist gut gegen Probleme im unteren Rücken
- schult und stärkt das Gleichgewicht
- verbessert zunehmend die Beweglichkeit der Hüfte (aber auch von Knie und Sprunggelenk)
- hilft gegen Rücken-, Fuß- und Knieschmerzen
- ist gut für die Achillessehne
- ist gut bei Plantarfasziitis
- unterstützt die Aufrichtung
- ist gut gegen Hüftschmerzen und bei Problemen mit dem Iliosakralgelenk
- unterstützt die Herzgesundheit

TIPP

Hebe das Bein seitlich nur so weit es geht, ohne mit dem Oberkörper auszuweichen. Zur besseren Kontrolle kannst du vor einem Spiegel üben.

! Beliebte Übung bei Instagram

Waden heben

1. Stelle dich barfuß vor eine Wand auf einen Yogablock. Nur der Vorderfuß steht auf dem Block. Stütze dich nach Belieben mit einer oder beiden Händen an der Wand ab. Richte dich gerade auf, lehne dich weder nach vorne noch nach hinten. Lasse die Fersen sinken, so weit es dir möglich und angenehm ist. Verweile kurz.
2. Drücke dich mit den Füßen gerade nach oben, bis du fast auf den Zehenspitzen stehst. Drehe dann die Fersen kontrolliert zueinander. Die Zehen bleiben locker. Drehe die Fersen dann wieder zurück und senke die Füße wieder ab. Führe 3 Durchgänge mit je 15 Wiederholungen durch.

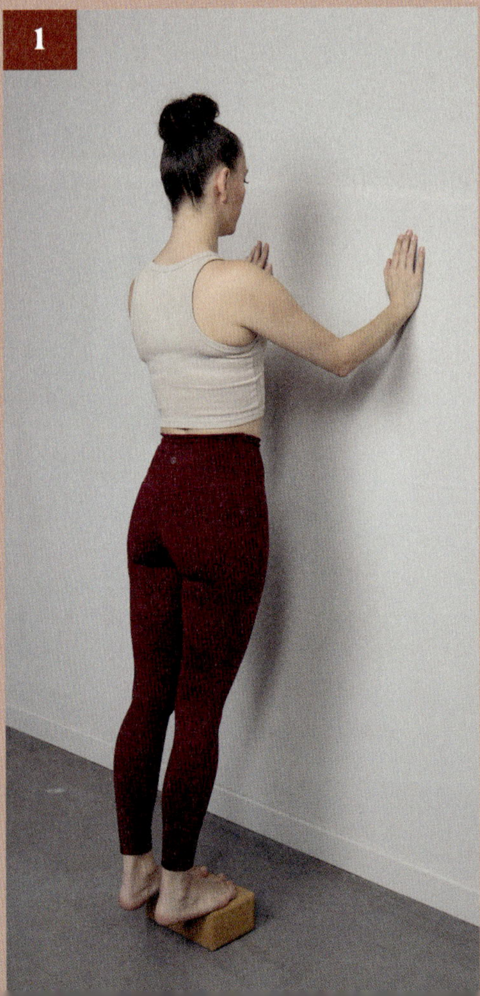

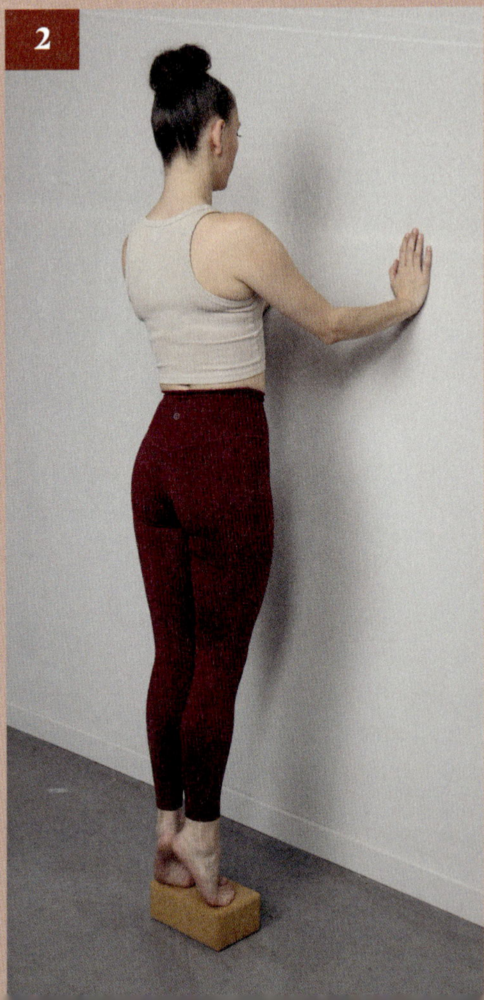

Problem? Fix it!

- kräftigt die Außenseiten der Beine und des Gesäßes
- stärkt die Wadenmuskeln und macht schöne Füße
- dehnt die hintere Kette von der Fußunterseite bis zum Gesäß
- mobilisiert die dorsale Rückenfaszie: gut für Wirbelsäule und unteren Rücken
- hilft bei Problemen mit den Archillessehnen, Achillodynie, Krallenzehen, *Hallux valgus*, Fußgewölbe, Knick-Senk-Spreizfuß, Plantarfasziitis
- lindert allerlei Schmerzen im Fuß
- kann gegen Schienbeinschmerzen helfen
- ist gut für Knie und Hüfte
- unterstützt das Herz-Kreislauf-System durch Aktivierung der Muskel-Venen-Pumpe
- ist gut für Koordination, Ansteuerung, Balance

TIPP

- Du kannst auch an der Treppe üben. Gehe nur so weit nach oben und innen wie es für dich angenehm ist.
- Wadenheben mit Block geht über das normale Bewegungsmaß hinaus, weil die Fersen dabei unter die Zehenhöhe kommen. Dadurch musst du noch mehr Kraft aufwenden, um dich wieder nach oben zu drücken.

Reverse Plank

Setze dich auf deine Matte und setze die Hände schulterbreit hinter dem Körper auf, die Fingerspitzen zeigen nach hinten. Die Beine sind gestreckt. Hebe das Gesäß an, die Füße stehen auf den Fersen. Die Ellenbogen sind minimal gebeugt. Schulter, Gesäß und Ferse bilden optimalerweise eine Linie. Bauch- und Gesäßmuskeln sind aktiviert. Ziehe die Schulterblätter zusammen. Der Kopf ist in Verlängerung der Wirbelsäule. Halte die Position so lange du kannst, gerne 40 Sekunden bis 1 Minute.

Aufgepasst

Wenn du Probleme hast, die Position so lange zu halten, kannst du auch dynamisch üben. Hebe und senke das Gesäß langsam in 3 Durchgängen mit bis zu 15 Wiederholungen.

Bei Schwierigkeiten, die Finger nach hinten zu drehen, kannst du die Hand auch drehen, sodass die Finger Richtung Füße zeigen.

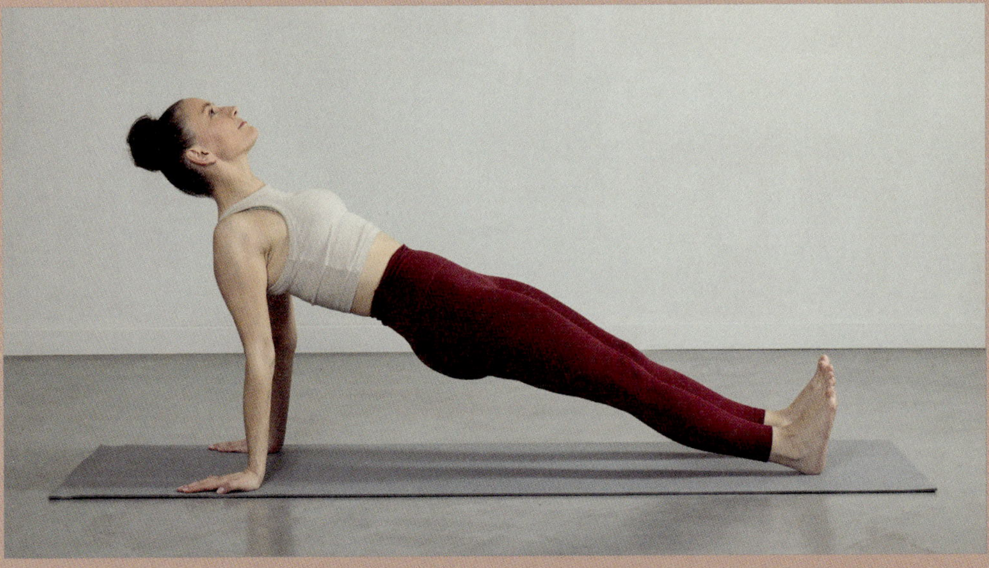

Problem? Fix it!

- trainiert die vordere Muskelkette im ganzen Körper
- kräftigt die hintere Muskelkette und den Gesäßmuskel
- öffnet die Körpervorderseite
- dehnt die Füße
- fördert Beweglichkeit und stärkt die Muskeln
- ist gut gegen Achillessehnenproblemen
- ist gut für Nacken, Wirbelsäule, Schultern und Brust
- hilft gegen Rückschmerzen
- fördert die Schulterstabilität und reduziert Schulterschmerzen
- stärkt die Kontrolle und Körperwahrnehmung

TIPP Kontrolliere die Position gerne im Spiegel.

Kniebeuge

1. Komme in einen schulterbreiten Stand, die Füße sind leicht nach außen gedreht. Die Fersen bleiben am Boden, die Knie dürfen über die Zehenspitzen hinausgehen. Versuche, den Oberkörper so gerade wie möglich zu halten. Die Arme kannst du gerade nach vorne strecken oder die Hände vor der Brust zusammennehmen.
2. Senke langsam das Gesäß nach unten, als würdest du dich hinsetzen. Schiebe die Hüfte nach hinten und beuge die Knie. Komme so weit nach unten wie möglich. Die Knie sollten dabei nicht nach innen fallen. Der Blick geht geradeaus. Das Gewicht liegt auf den Außenkanten, Ballen und Fersen der Füße. In der untersten Position darf der Rücken runder werden. Drücke dich langsam und kontrolliert aus der gesamten Fußsohle wieder nach oben. Führe 3 Durchgänge à 15 Wiederholungen durch.

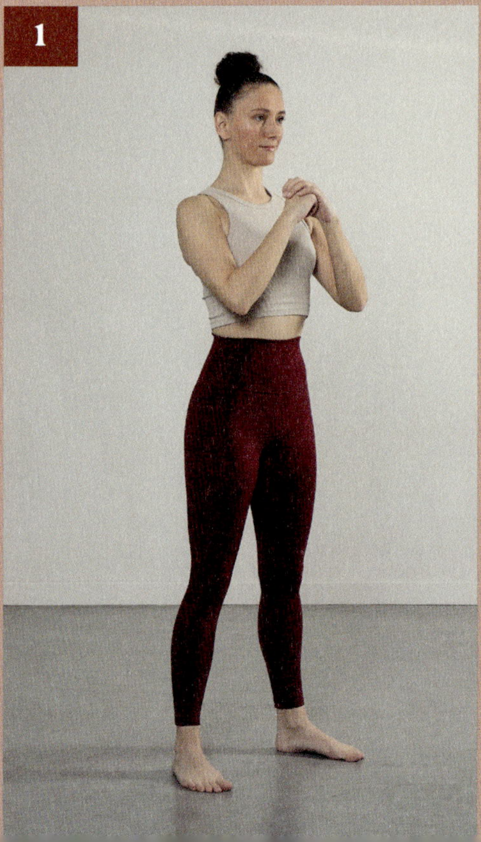

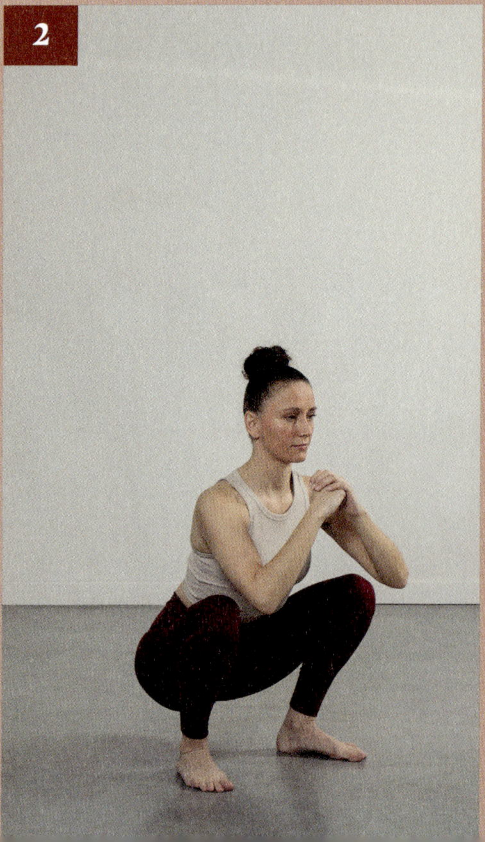

Varianten

Ist die Übung an Anfang zu fordernd, übe erst einmal mit einem Stuhl. Setze dich hin und stehe wieder auf. Alternativ kannst du dich jederzeit an einem Stuhl oder einer Wand festhalten und nur so weit wie möglich gehen.

Mobilisiere bei Schmerzen in den Beinen vorher vor allem Knie und Füße (siehe Seite 75, 72 und 74).

TIPP

Diese Übung ist effektiver gegen Beschwerden als 10 000 Schritte, da die intensivere Belastung mehr mobilisiert und die gelenkstützende Muskulatur stärkt.

Problem? Fix it!

- stärkt Bein- und Gesäßmuskulatur (schöner Po)
- kräftigt und mobilisiert Hüfte, Knie und Sprunggelenke für Alltagsbewegungen
- fördert die Gelenkgesundheit vom Fuß bis zum unteren Rücken
- stärkt Rumpf und Aufrichtung
- ist gut für dein Fundament und den Beckenboden
- eignet sich gut gegen Probleme in den Füßen, der Hüfte und dem unteren Rücken

Stütz mit aktiver Mitte

1. Komme auf der Matte in den Vierfüßlerstand. Die Knie stehen unter den Hüften, die Hände unter den Schultern. Strecke ein Bein nach hinten, der Vorderfuß ist aufgestellt, der Körper gerade. Der Kopf ist in Verlängerung der Wirbelsäule.
2. Führe einatmend den zweiten Fuß nach hinten. Ziehe ihn ausatmend unter dem Körper so weit wie möglich Richtung Kinn. Der Rücken darf etwas rund werden, das Becken mit nach hinten kippen. Die Bauchmuskeln sind aktiviert. Ziehe Knie und Kinn so weit zusammen, wie du kannst. Führe 3 Durchgänge à 10 bis 15 Wiederholungen pro Seite durch.

TIPP

Achte darauf, dass dein Nacken nicht verkrampft. Sollten die Handgelenke schmerzen, mobilisiere sie, bevor du in den Stütz kommst.

Problem? Fix it!

- stärkt Schultern, Arme und Hände
- kräftigt Körpermitte, Hände, Rückenstrecker und Gesäßmuskeln
- aktiviert die Hüftbeuger
- dehnt die Gesäßmuskeln
- fördert Rumpf- und Schulterstabilität
- ist gut für Schulter, Nacken und Rücken
- stärkt die Koordination
- verbessert die Hüftbeweglichkeit
- stabilisiert das Zentrum

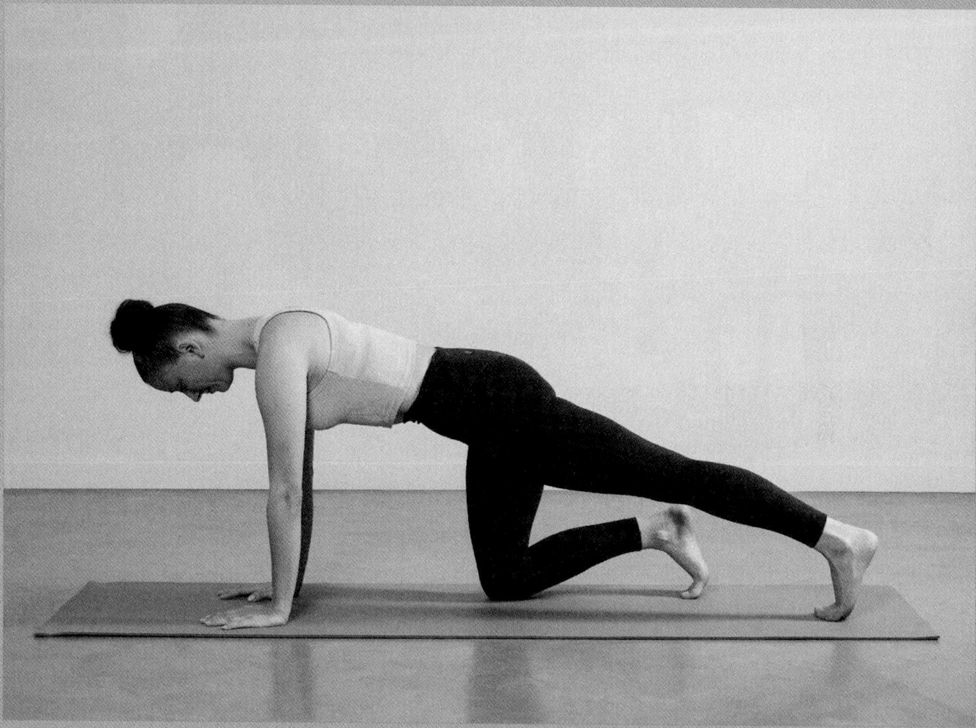

2

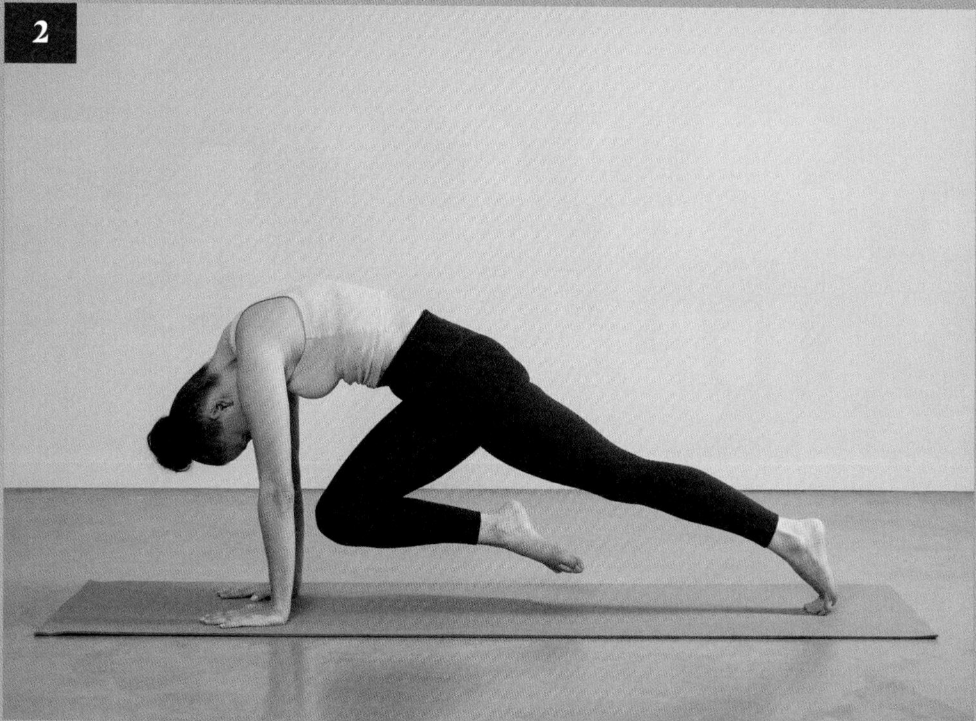

Krieger-Position

1. Komme in einen aufrechten, hüftbreiten Stand. Mache mit dem linken Bein einen großen Schritt nach vorne. Die Zehen zeigen nach vorne, der Rücken ist aufgerichtet. Der Kopf ist in Verlängerung der Wirbelsäule, der Blick geht nach vorne.
2. Lasse dein Becken so weit wie möglich nach unten sinken. Waden, Gesäß und Unterschenkel sind aktiviert, der Oberkörper bleibt gerade. Das Becken kippt nach hinten. Das Gewicht ruht auf Ferse, Außenkante und Ballen des vorderen Fußes. Das Knie darf über die Zehen hinausgehen. Komme langsam und kontrolliert wieder nach oben. Führe 3 Durchgänge à 10 bis 15 Wiederholungen pro Seite durch.

Aufgepasst

- Lasse das vordere Knie hinter den Zehen, wenn du Schmerzen im Knie hast.
- Bei Gleichgewichtsproblemen kannst du dich festhalten oder an einer Wand abstützen.

TIPP

Als Training für den Alltag kannst du gerne mal ein bisschen breiter oder schmaler stehen. Diese Übung ist enorm wichtig für den Alltag – die Bewegung brauchst du zum Beispiel beim Treppensteigen.

Problem? Fix it!

- kräftigt Beine, Gesäß und Rumpfmuskulatur
- mobilisiert und stabilisiert Sprunggelenke und Knie
- ist gut gegen Fuß-, Hüft- und Knieprobleme
- sorgt für eine bessere Umsetzung von Alltagsbewegungen
- ist gut für den Beckenboden

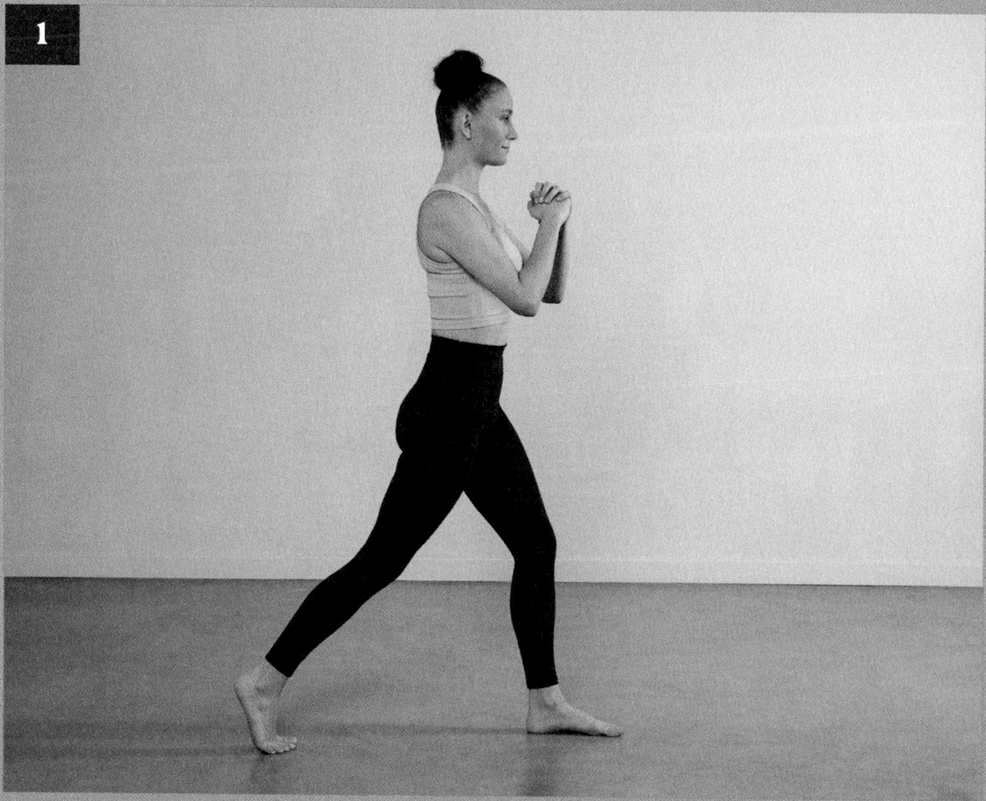
1

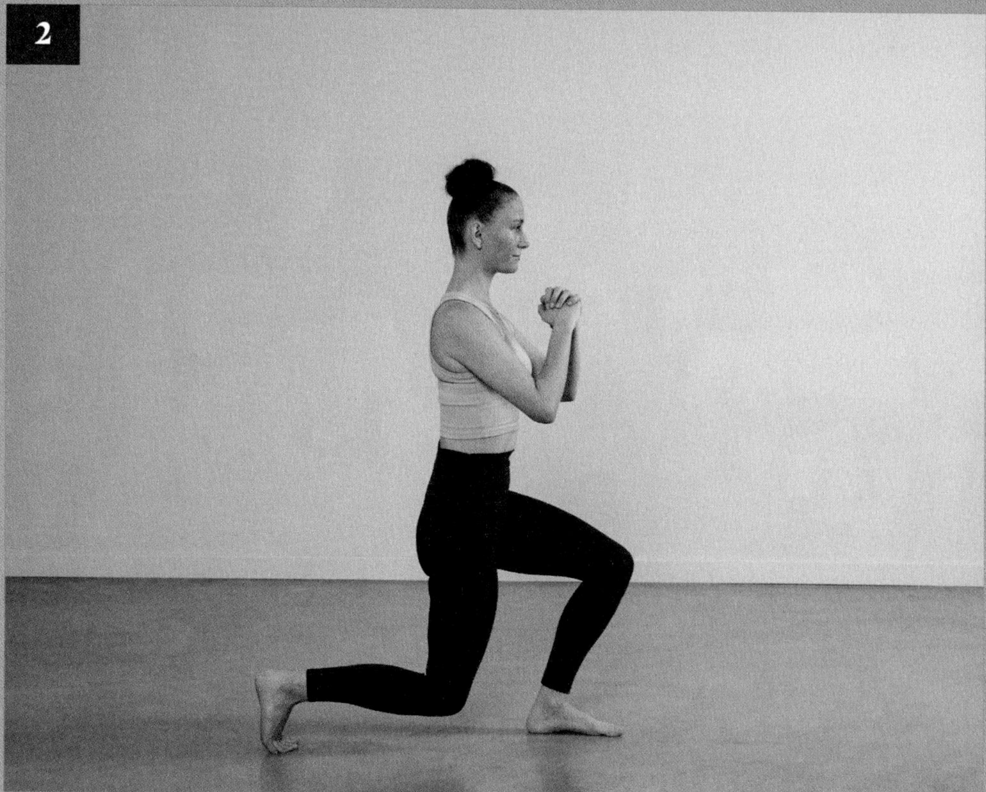
2

Wandsitz

Komme in einen festen Stand an der Wand. Wichtig ist, dass deine Füße nicht rutschen. Setze die Füße nacheinander einen Schritt weg von der Wand, sie sind hüft- bis schulterbreit geöffnet. Bringe den Rücken an die Wand und lasse dein Gesäß sinken, bis der Winkel im Kniegelenk zwischen 135 und maximal 90 Grad beträgt. Kippe das Becken, sodass auch der untere Rücken an der Wand anliegt. Lasse die Arme entspannt neben dem Körper hängen oder falte die Hände vor der Brust. Die Knie sind gerade und fallen weder nach außen noch nach innen. Halte, so lange du kannst, maximal 2 Minuten. Stütze dich zum Hochkommen an der Wand oder auf den Oberschenkeln ab.

Aufgepasst

Bei Schmerzen im unteren Rücken oder in den Knien komme mit dem Gesäß weiter nach oben und vergrößere den Winkel im Knie. Studien haben gezeigt, dass es gut gegen Knieschmerzen ist, wenn man nicht zu früh zu tief in die Belastung kommt.

TIPP

Du musst keinen 90-Grad-Winkel im Kniegelenk erreichen. Die Übung soll für dich anstrengend sein, egal wie tief du kommst. Du darfst Anspannung in den Oberschenkeln spüren, solltest aber nicht verkrampfen.

Problem? Fix it!

- kräftigt Oberschenkelmuskeln, Gesäßmuskulatur und tiefe Rumpfmuskulatur
- kräftigt den (immobilen) Hüftbeuger und löst Spannungen
- stärkt muskuläre Ausdauer in den Beinen für den Alltag (langes Laufen oder Stehen)
- bildet das Fundament für Kraft und Ausdauer in den Beinen, für die innere stabilisierende Muskulatur

- stärkt den Beckenboden, ist gut gegen Inkontinenz
- stärkt das Herz-Kreislauf-System und die Durchblutung
- ist gut für Rumpf und Hüfte
- hilft gegen Schmerzen im unteren Rücken
- verbessert die Aufrichtung
- fördert die Gelenkstabilität und -gesundheit in Hüft-, Knie- und Sprunggelenk

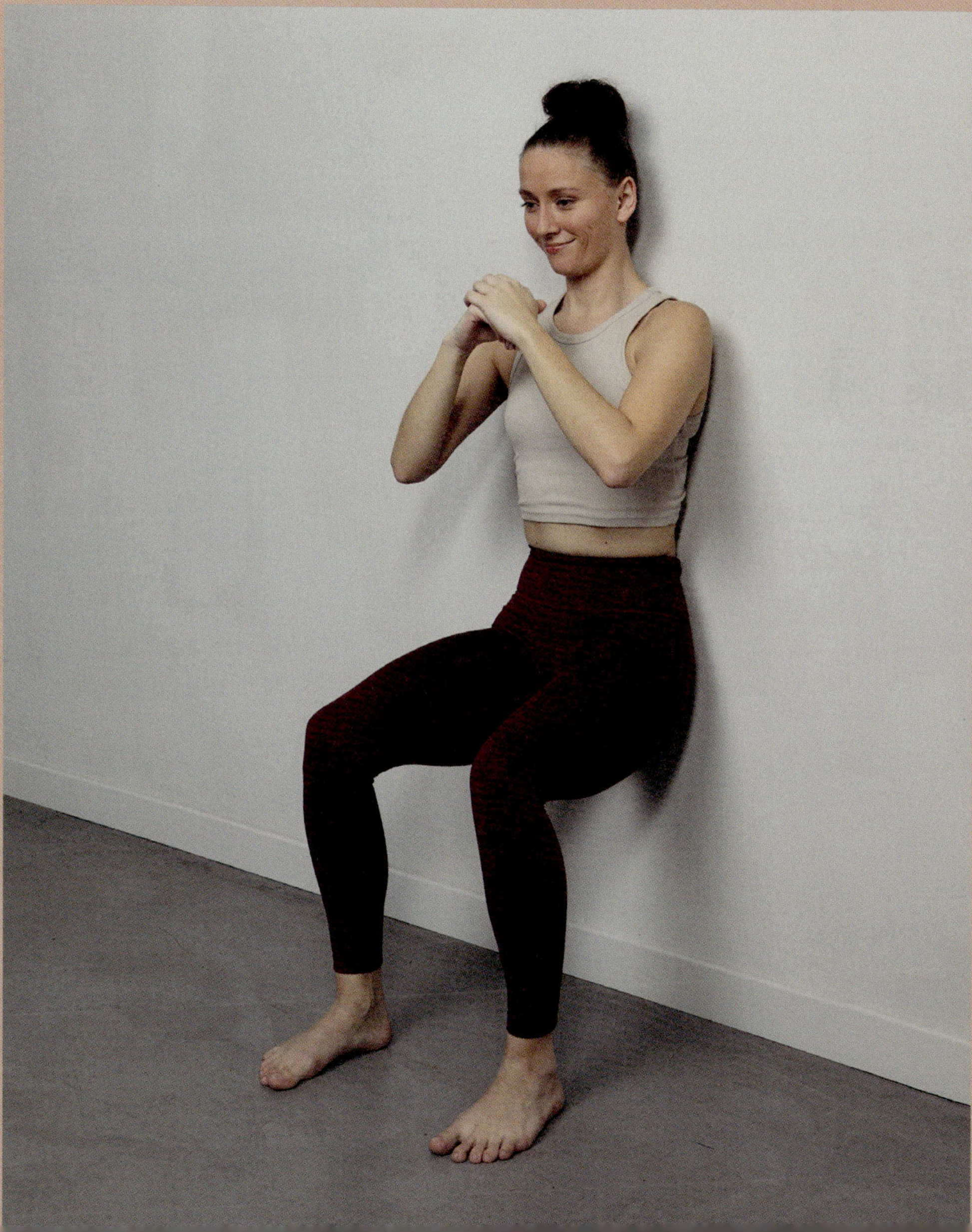

Dynamischer Wandsitz

1. Komme in einen festen Stand an der Wand. Wichtig ist, dass deine Füße nicht rutschen. Setze die Füße nacheinander einen Schritt weg von der Wand, sie sind hüft- bis schulterbreit geöffnet. Bringe den Rücken an die Wand und lasse dein Gesäß sinken, bis der Winkel im Kniegelenk zwischen 135 und maximal 90 Grad beträgt. Kippe das Becken, sodass auch der untere Rücken an der Wand anliegt. Lasse die Arme entspannt neben dem Körper hängen oder falte die Hände vor der Brust. Die Knie sind gerade und fallen weder nach außen noch nach innen.
2. Hebe nun abwechselnd die Fersen an und setze sie wieder auf. Am Anfang gerne 15 Sekunden, später bis zu 1 Minute. Führe auf jeder Seite 3 Durchgänge mit kurzen Pausen zwischendrin durch.

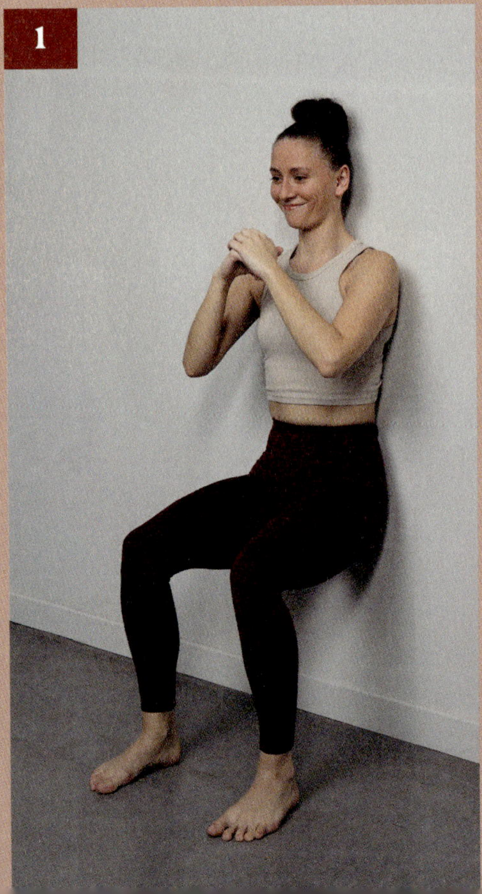

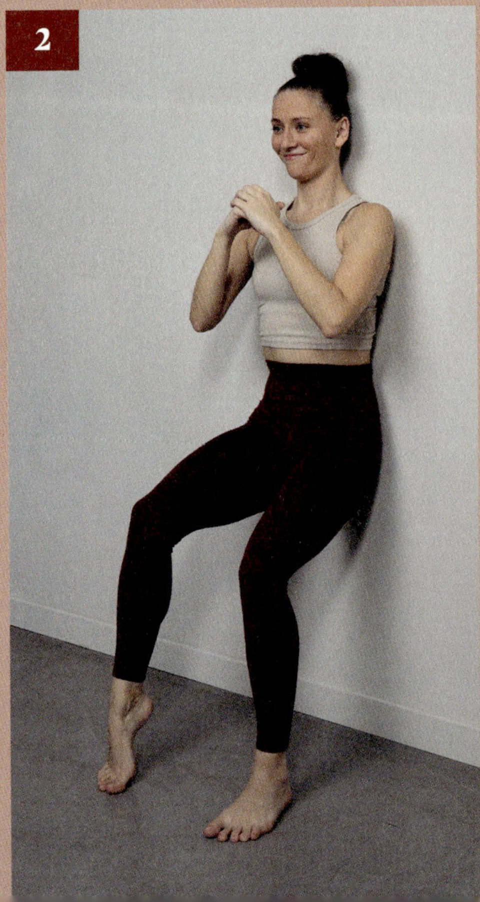

Problem? Fix it!

- stärkt die Tiefenmuskulatur der Füße und im Rumpf
- ist gut für Gleichgewicht, Ansteuerung und Koordination
- fördert die Sprunggelenke
- ist gut für Kreislauf und Herzgesundheit
- ist gut für kräftige, durchblutete Beine
- ist gut für den Beckenboden
- ist extrem gut für die Körperwahrnehmung
- ist gut gegen geschwollene Füße und Probleme in den Füßen
- stärkt die Schrittsicherheit

TIPP

Der Wandsitz (siehe Seite 162) ist die vorbereitende Übung für diese dynamische Variante, denn der Körper muss erst Kraft aufbauen und belastbar werden, bevor du in die schmerzfreie, reibungslose Bewegung kommen kannst.

! Beliebte Übung bei Instagram

Hüftöffner-Hocke

1. Stelle dich einen großen Schritt hinter einen Stuhl. Halte dich an der Rückenlehne fest. Rücken und Becken sind gerade. Beuge beide Knie leicht.
2. Lege das rechte Fußgelenk knapp oberhalb des Kniegelenks auf den linken Oberschenkel. Flexe rechts die Zehen, um das Knie zu stabilisieren. Um die Dehnung zu verstärken, ziehe das rechte Knie weiter Richtung Boden. Bringe nun dein Gesäß Richtung Boden und komme wieder ein Stück nach oben. Halte dies 30 Sekunden, dann Seitenwechsel. Führe 2 bis 3 Durchgänge pro Seite durch. Höre dabei genau auf deinen Körper, die Dehnung soll angenehm, aber nicht schmerzhaft sein.

Aufgepasst

Lockere das obere Knie bei Schmerzen etwas oder komme mit dem Gesäß nicht so tief. Alternativ kannst du im Liegen auf einer Matte üben: Lege einen Fuß auf den anderen Oberschenkel und ziehe das Bein zu dir heran.

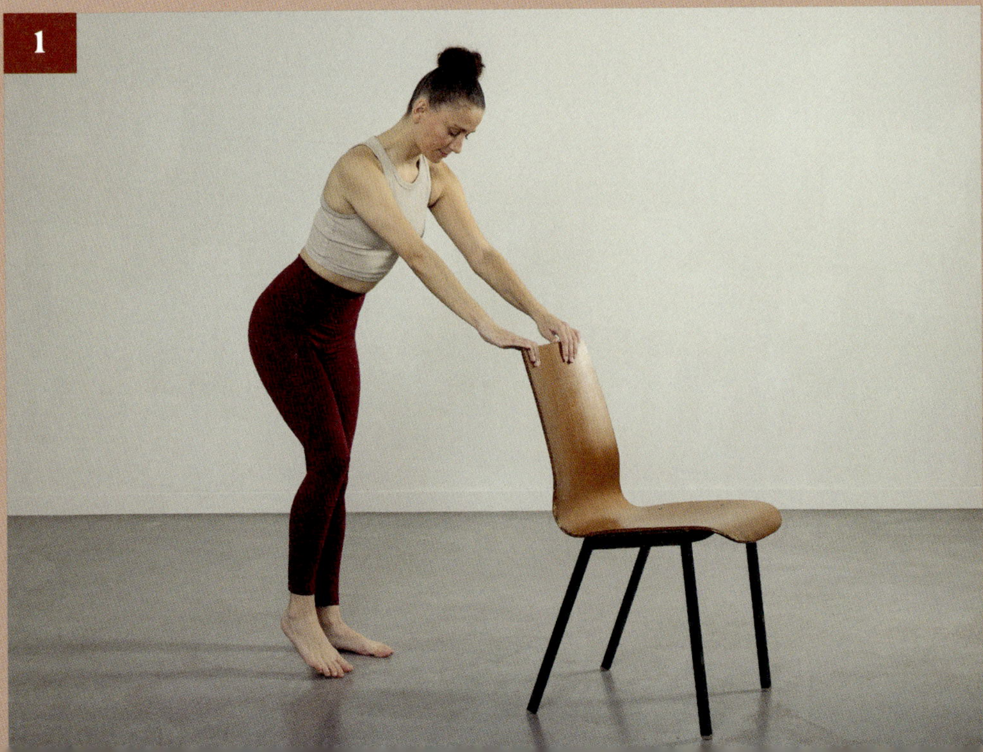

Problem? Fix it!

- stärkt die Tiefenmuskulatur
- dehnt und mobilisiert die tiefe Gesäßmuskulatur
- löst Verspannungen in Gesäß und Hüften
- ist die Hauptübung gegen Schmerzen im unteren Rücken und der Hüfte
- reduziert Schmerzen auch im Gesäß und in den Beinen
- ist gut für Hüftöffnung und Hüftbeweglichkeit
- ist gut für den Beckenboden
- ist gut für Knie und Kniegelenk
- hilft beim Piriformis-Syndrom, bei Ischiasbeschwerden, Problemen im unteren Rücken, Hüftproblemen, ausstrahlenden Problemen, Problemen mit dem Iliosakralgelenk, schweren Beinen, Knieproblemen und Plantarfasziitis
- fördert die Durchblutung
- sorgt für ein freies Gefühl in Hüfte, Gesäß und Beinen
- sorgt für ein besseres Gangbild und bessere Trittsicherheit

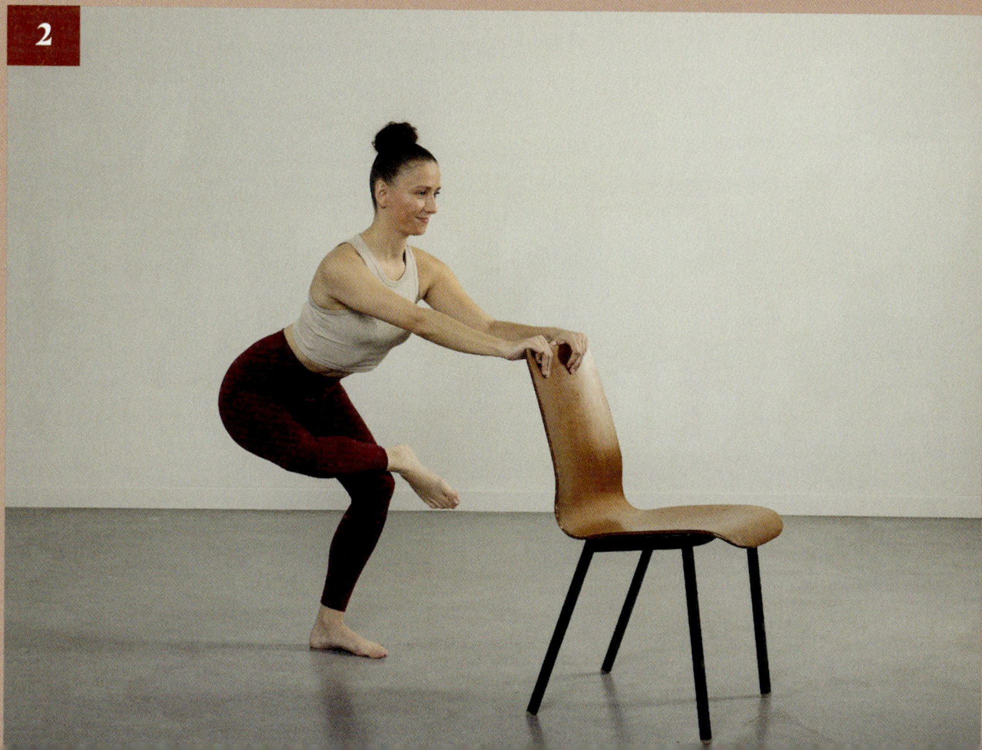

GANZER KÖRPER

Dein Körper ist ein Meisterwerk der Funktionalität. Er funktioniert nicht als Summe einzelner Muskelgruppen, sondern als Ganzes. Wenn du nur isolierte Bereiche trainierst, kann das zu Kompensationen und neuen Schmerzen führen.

Wahre Stärke bedeutet, den ganzen Körper und alle seine Gelenke zu kontrollieren. Die Übungen in diesem Abschnitt ahmen funktionelle Bewegungen nach, die du im Alltag brauchst. Sie verbinden und stärken alle Teile deines Körpers, um dich fit und schmerzfrei zu machen.

Solltest du hier Schwierigkeiten haben, gehe einen Schritt zurück und festige die Grundlagen mit den vorherigen Übungen.

Gestreckter Flamingo

1. Komme in einen aufrechten Stand. Der Scheitel zieht zur Decke, die Füße sind hüftbreit geöffnet. Falte die Hände vor der Brust.
2. Hebe das rechte Bein gestreckt nach vorne. Rotiere das Bein kontrolliert: Führe es dazu zur Seite und weiter nach hinten. Hinten darf das Bein leicht gebeugt werden. Ziehe das Bein wieder nach vorne. Bleibe in den Bereichen, die besonders anstrengend sind, etwas länger. Führe 2 bis 3 Durchgänge à 1 bis 2 Minuten durch.

TIPP Diese Übung ist DIE Gleichgewichtsübung schlechthin!

Problem? Fix it!

- kräftigt die Rückseite der Beine und stärkt so die Mobilität (man kommt besser zum Boden in Vorbeuge)
- kräftigt die Hüftbeuger und mobilisiert die Hüfte
- verbessert die Beindurchblutung: Bessere Hüftmobilität ermöglicht mehr Gesamtbewegung, diese fördert die Gefäßgesundheit

1

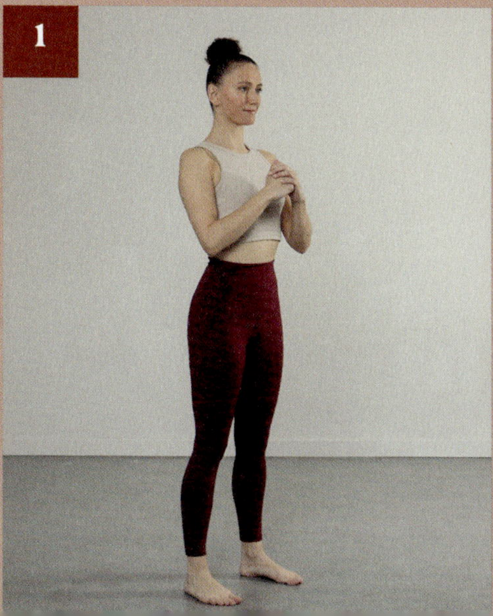

2

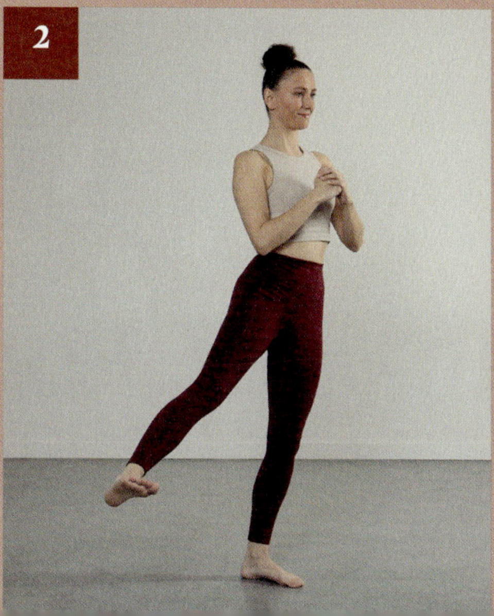

Springen auf einem Bein

1. Komme in einen aufrechten Stand. Achte darauf, dass du ausreichend Platz zum Springen hast. Hebe das rechte Bein leicht angewinkelt nach hinten an. Lasse die Arme leicht angewinkelt neben dem Körper hängen oder bringe sie vor dem Körper zusammen.
2. Beginne mit kleinen, federnden Sprüngen nach vorne, werde dann nach Belieben größer. Springe locker auf einem Bein nach vorne, zu den Seiten, nach hinten – so wie es dir guttut. Je besser es klappt, umso explosiver springst du nach oben, vorne, hinten, zur Seite. Springe ab und lande kontrolliert mit leicht gebeugtem Knie. Die Zehen sind locker. Belaste beim Landen Außenkante, Ferse und Ballen. Die Sprünge sind locker und dürfen wacklig sein. So muss dein Körper versuchen, die Bewegung auszugleichen, indem er die Muskeln aktiviert und so trainiert. Führe 3 Durchgänge mit je 15 Sprüngen pro Bein durch.

Aufgepasst

Fühlt sich der Sprung noch zu steif an, mache Einbeinstand-Übungen als Vorbereitung. Schmerzt das Knie oder fühlt sich instabil an, führe erst einmal nur kleine, sanfte Sprünge nach vorne durch.

TIPP

Du kannst die Übung auch wunderbar auf anderem Untergrund, wie dem Waldboden oder auf Sand, machen.

Problem? Fix it!

- ist die Schlüsselübung für stabile Gelenke und gute Kraft – hilfreich für den Alltag
- kräftigt die Fuß- und Sprunggelenkmuskulatur
- ist gut für die Sprunggelenke

- lockert Füße und Fußgewölbe
- schult das Gleichgewicht
- hilft gegen Fußprobleme: Verspannungen und Verkürzungen, Spreiz-, Knick- und Senkfuß, Hallux valgus, Ballenzehenprobleme, Achillesprobleme, Plantarfasziitis
- stärkt die Widerstandsfähigkeit gegen Verletzungen
- ist eine gute Sturzprophylaxe
- stabilisiert Muskulatur, Sprunggelenke, Fußgewölbe, Füße
- ist gut für Beine, Hüfte und Knie (schöne und kräftige Beine)
- ist ein super Propriozeptionstraining, verbessert die Körperwahrnehmung
- erhöht die Knochendichte

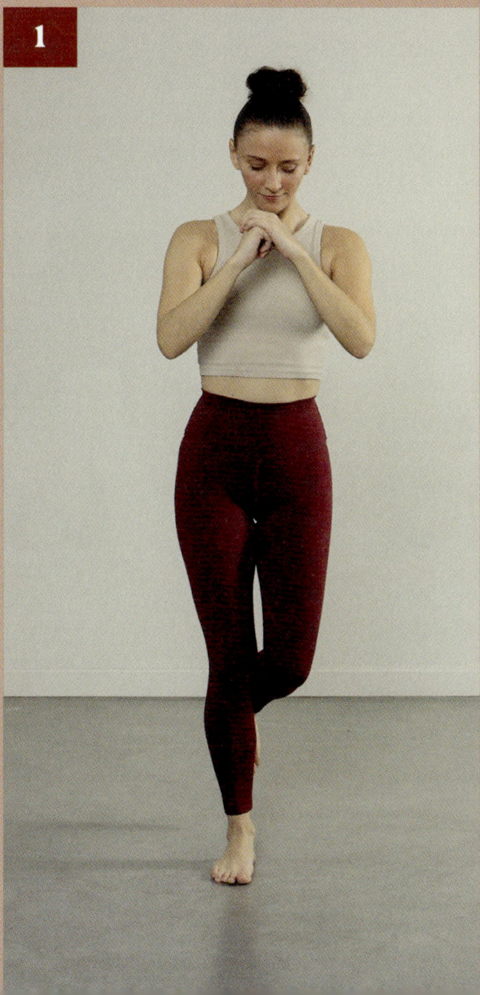

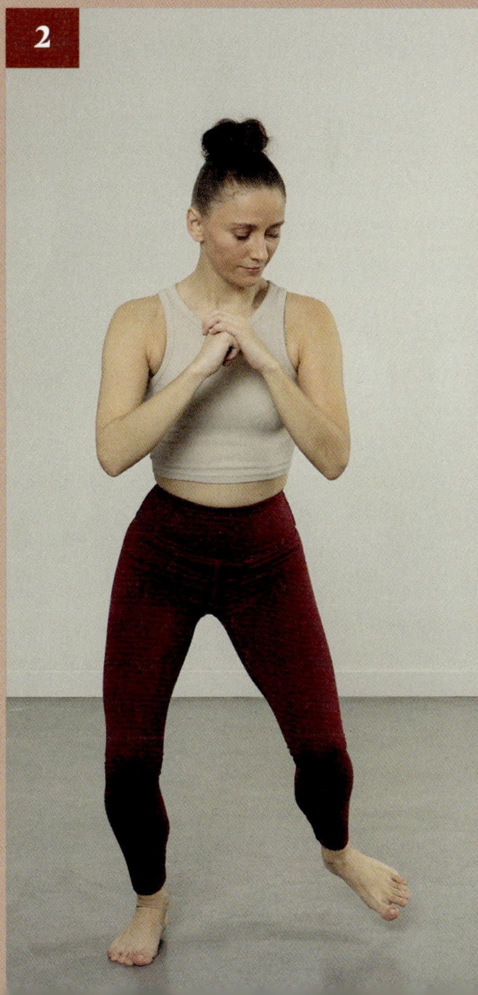

Tiefe Hocke mit Oberkörperrotation

1. Komme auf deiner Matte in eine tiefe Hocke. Die Füße stehen schulterbreit oder breiter, die Fußspitzen zeigen nach vorne und sind circa 30 Grad nach außen aufgedreht. Das Gewicht lastet auf den Außenkanten der Füße, die Fersen bleiben auf dem Boden. Die Knie dürfen über die Zehen hinausgehen. Halte den Oberkörper gerade und bringe die Hände vor dem Oberkörper aneinander.
2. Hebe nun einatmend den rechten Arm über die Seite nach oben und drehe so den Oberkörper auf. Die linke Hand liegt auf dem Boden, der Ellenbogen drückt sich an der Innenseite des linken Beins ab. Mache dich lang. Die Schulterblätter ziehen hinten zusammen, der Brustraum ist geöffnet. Verweile 4 bis 5 Sekunden in der Drehung und atme tief. Wenn du magst, federe ein bisschen hin und her. Komme zurück zur Mitte und drehe dich in die andere Richtung auf. Führe auf jeder Seite 3 Durchgänge bis zu 5 Minuten durch.

TIPP

In diese Tiefe, in der die Übung wirkt, kommen keine Physiotherapeuten-Hände – diese Effekte können nur wir selbst durch Bewegung erreichen.

Problem? Fix it!

Diese fundamentale und wohltuende Übung für den ganzen Körper bewirkt ein gutes Zusammenspiel von Ober- und Unterkörper.

- aktiviert den Rückenstrecker, den Beckenboden und die Core-Muskulatur
- mobilisiert und lockert die Seiten
- mobilisiert die Brustwirbelsäule und den Oberkörper
- sorgt für eine bessere Atmung, mobilisiert das Zwerchfell
- ist gut für Schulterblätter, Gelenke und Bandscheiben
- öffnet die Rippen und entlastet den unteren Rücken
- unterstützt und verbessert die Haltung
- alle guten Effekte der tiefen Hocke (siehe Seite 146)

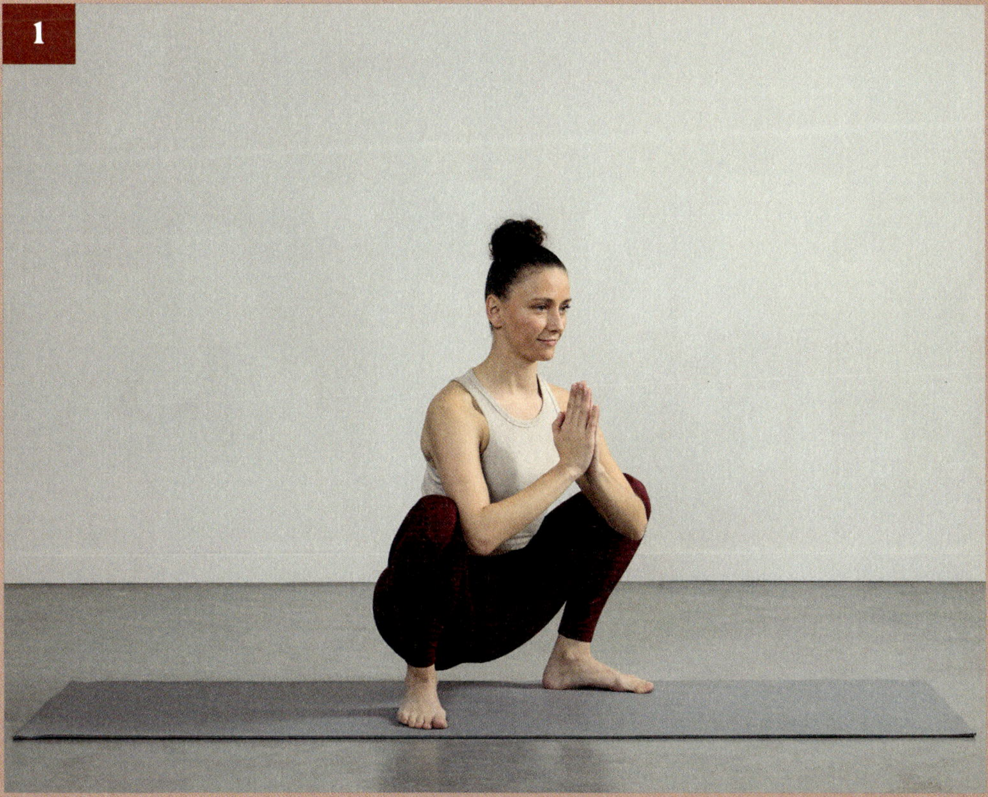
1

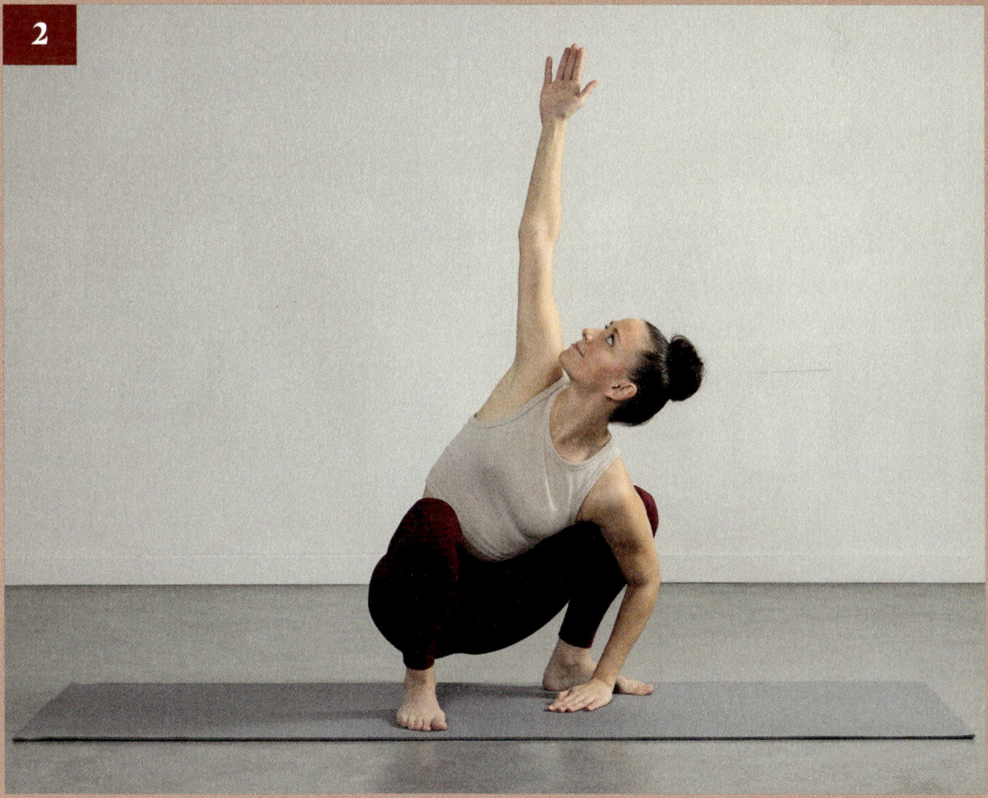
2

Dynamischer Seitstütz

1. Lege dich seitlich auf eine Matte. Der Ellenbogen steht unter der Schulter. Die andere Hand stützt sich vor dem Körper ab. Hebe einatmend die Hüfte vom Boden ab. Schultern, Hüfte und Füße bilden eine gerade Linie. Der Blick geht nach vorne. Das Kinn zieht leicht Richtung Hals.
2. Wenn es dir möglich ist, hebe einatmend die obere Hand nach oben, der Blick folgt der Hand. Drücke dich aus der Schulter heraus und ziehe den oberen Arm in die Länge. Der Körper bleibt in einer geraden Linie. Halte diese Position 3 Sekunden, wenn möglich. Bringe die Hüfte ausatmend langsam wieder zurück zur Matte. Führe 3 Durchgänge à 15-mal hoch und runter durch.

TIPP

Ist die Übung zu anstrengend oder schmerzt, beuge die Beine im Knie.

Problem? Fix it!

- aktiviert die Rumpfmuskulatur
- stärkt die Schultern
- kräftigt den Rücken
- kräftigt die Halswirbelsäule und die Tiefenmuskulatur
- ist gut gegen Handgelenkprobleme (stützt das Handgelenk von der Seite und kräftigt die unterstützende Muskulatur)
- unterstützt die Aufrichtung
- stabilisiert Schultern und Hüften
- macht Gelenke robuster und stabilisiert
- hilft bei allen Problemen von den Händen bis zur Schulter (zum Beispiel Karpaltunnelsyndrom)
- stabilisiert, wenn man Probleme mit Bewegungen im unteren Rücken oder der Schulter hat
- formt einen schönen Bauch und eine schöne Silhouette

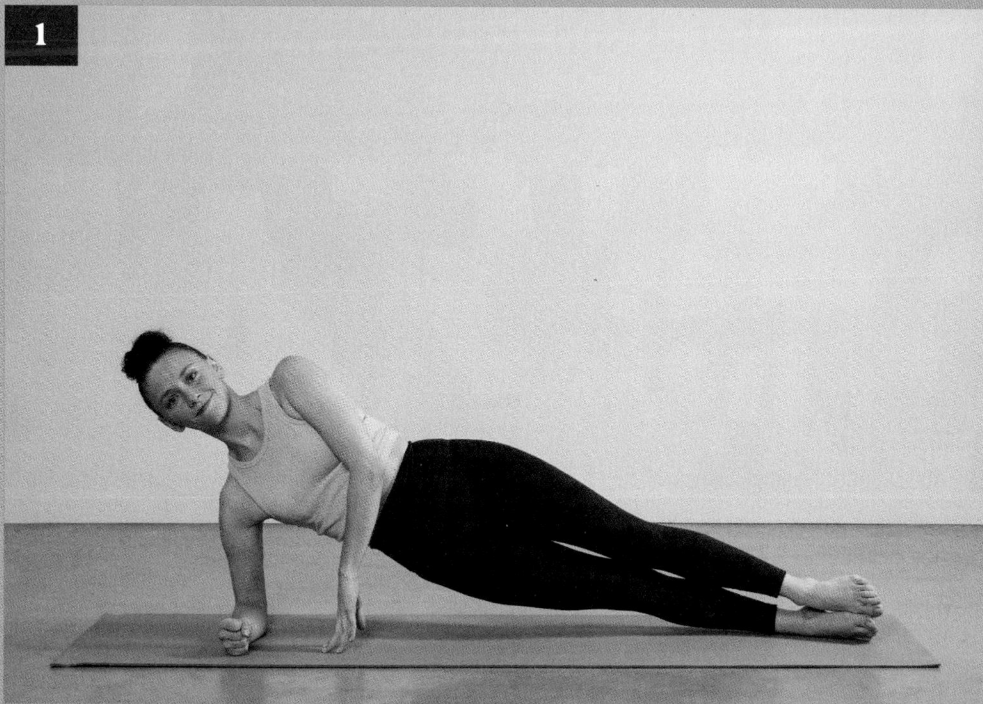
1

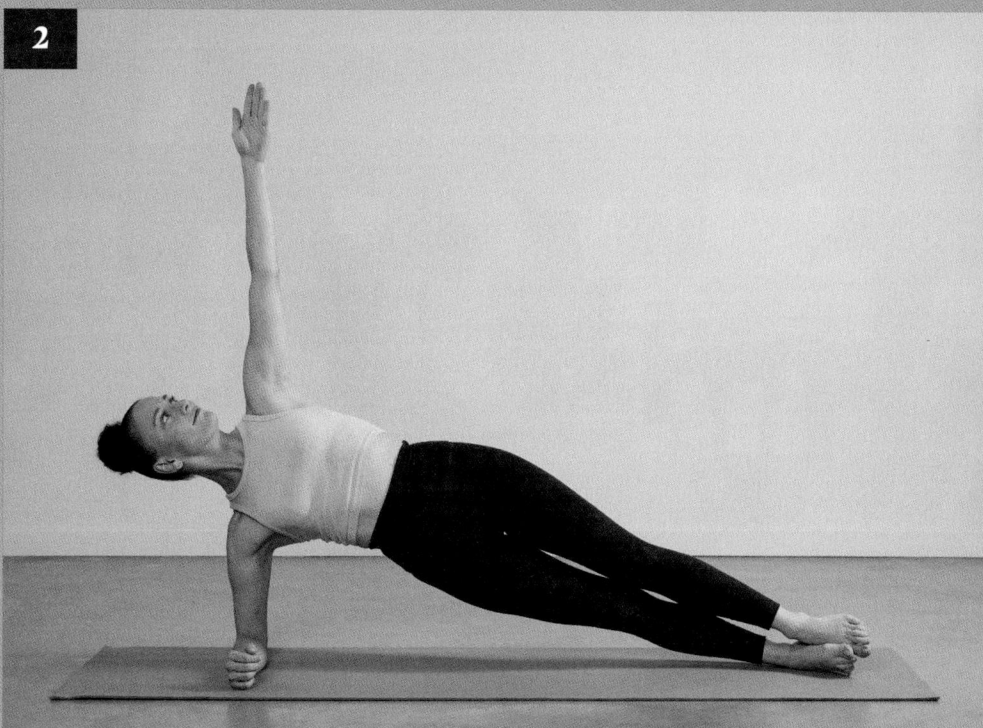
2

Herabschauender Hund

1. Komme auf einer Matte in den Vierfüßlerstand. Die Hände stehen unter den Schultern, die Knie unter den Hüften. Die Zehen sind aufgestellt, der Rücken ist gerade.
2. Hebe ausatmend Knie und Gesäß langsam an. Die Knie müssen nicht gestreckt sein. Der Brustkorb zieht zwischen den Armen Richtung Füße. Die Ohren sind auf Höhe der Oberarme. Der Rücken ist gerade, die Wirbelsäule lang. Lasse die Knie leicht gebeugt, die Ellenbogen sind nicht ganz durchgedrückt. Die Schultern ziehen weg von den Ohren. Beuge und strecke die Knie im Wechsel, versuche dabei abwechselnd die Fersen Richtung Boden zu bringen. Strecke dabei langsam die Knie ein wenig mehr, um dein maximales Bewegungsausmaß zu finden. Der Rücken bleibt gerade. Verweile 5 bis 10 tiefe Atemzüge. Gib dann wieder mehr Gewicht auf die Hände und senke die Knie zum Boden. Führe 3 Durchgänge durch.

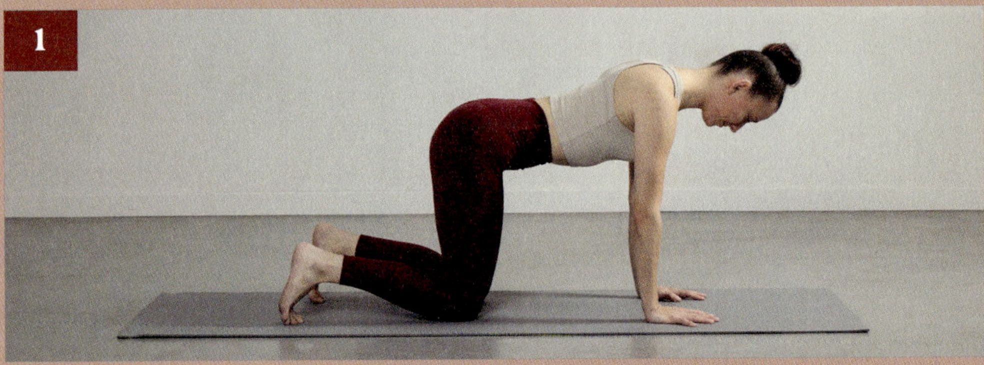

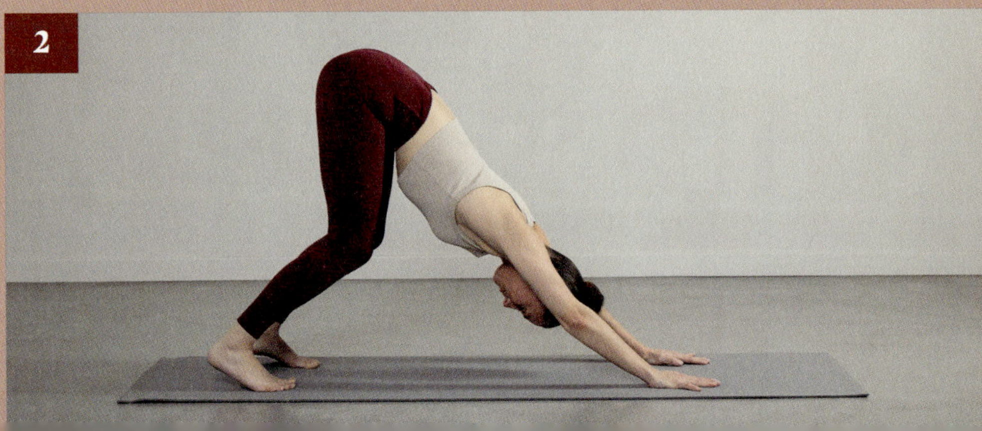

HINWEIS

Der herabschauende Hund muss am Anfang nicht schön aussehen, der Weg ist das Ziel.

Problem? Fix it!

Dieser Klassiker aus dem Yoga für den ganzen Körper sorgt für Kraft, Flexibilität und Beweglichkeit.

- wichtige Gegenbewegung zum Sitzen
- ermöglicht eine Ganzkörperkräftigung, auch der Tiefenmuskulatur
- kräftigt Arme, Schultern und Rumpf
- kräftigt und stabilisiert Ellenbogen und Handgelenke
- dehnt, kräftigt und mobilisiert die hintere (dorsalen) Kette
- öffnet und kräftigt die vordere Kette
- mobilisiert die Hüfte und die Sprunggelenke
- ist gut gegen verspannte Beinrückseiten, Steifheit, Achillessehne
- fördert die Beweglichkeit und Dynamik für den Alltag
- ist ein Kraftbooster für den ganzen Körper
- erhöht die Stabilität und Belastbarkeit und löst tief sitzende Verspannungen
- steigert die Beweglichkeit
- lindert Rückenschmerzen durch Entlastung und Mobilisierung der Wirbelsäule
- dekomprimiert die Wirbelsäule, super für die Bandscheiben
- erhöht die Beweglichkeit der Wirbelsäule
- entlastet das Herz, regt den Blutfluss zum Kopf an, auch kräftigere Beine unterstützen den Kreislauf
- ist belebend, reduziert Müdigkeit, beruhigt und reduziert Stress
- entspannt und beruhigt durch die bewusste Atmung das Nervensystem
- fördert das Gleichgewicht und die Körperwahrnehmung
- verbessert die Schulterbeweglichkeit
- aktiviert den Beckenboden und bringt Leichtigkeit für den Alltag

Große Sphinx

Komme in Bauchlage auf deine Matte. Die Beine liegen hüftbreit, die Ellenbogen stehen unter den Schultern. Achte darauf, dass du nicht ins Hohlkreuz kommst, sondern das Becken nach hinten kippst. Hebe den Oberkörper nach vorne oben. Die Hände und Unterarme drücken dabei nicht in den Boden, sondern liegen nur locker auf. Die Kraft kommt aus dem Oberkörper und dem unteren Rücken. Atme tief und ruhig in den Bauch, um die angenehme Dehnung in der Körpervorderseite zu verstärken. Der Blick geht zwischen die Finger. Der Nacken ist lang, das Kinn zieht Richtung Hals, die Schulterblätter ziehen nach hinten und weg von den Ohren. Halte diese Position 30 Sekunden bis 1 Minute und löse sie dann. Führe 2 bis 3 Durchgänge durch.

Varianten

- Für noch mehr Öffnung im Brustraum kannst du das Bein so anheben, dass ein 90-Grad-Winkel im Knie entsteht.
- Bei zu starker Dehnung vorne oder im unteren Rücken kippe das Becken weiter nach hinten und reduziere das Hohlkreuz. Achte auf eine kraftvolle Aufrichtung.

Problem? Fix it!

- stärkt und regeneriert
- aktiviert und mobilisiert Bauchmuskeln und Zwerchfell
- öffnet und dehnt die vordere Kette, kräftigt hinten
- mobilisiert den oberen Rücken und Hüftbeuger
- richtet die Wirbelsäule sanft auf
- ist gut für Hals, Schulter und Hüftgelenk
- löst Verspannungen im Rücken und zwischen den Schulterblättern
- stabilisiert und hilft so bei Problemen mit Schultern, Handgelenken und Fingern
- ist gut gegen Hüftschmerzen
- verbessert Körperhaltung und Stabilität
- entspannt Körper und Geist
- fördert eine freie Atmung

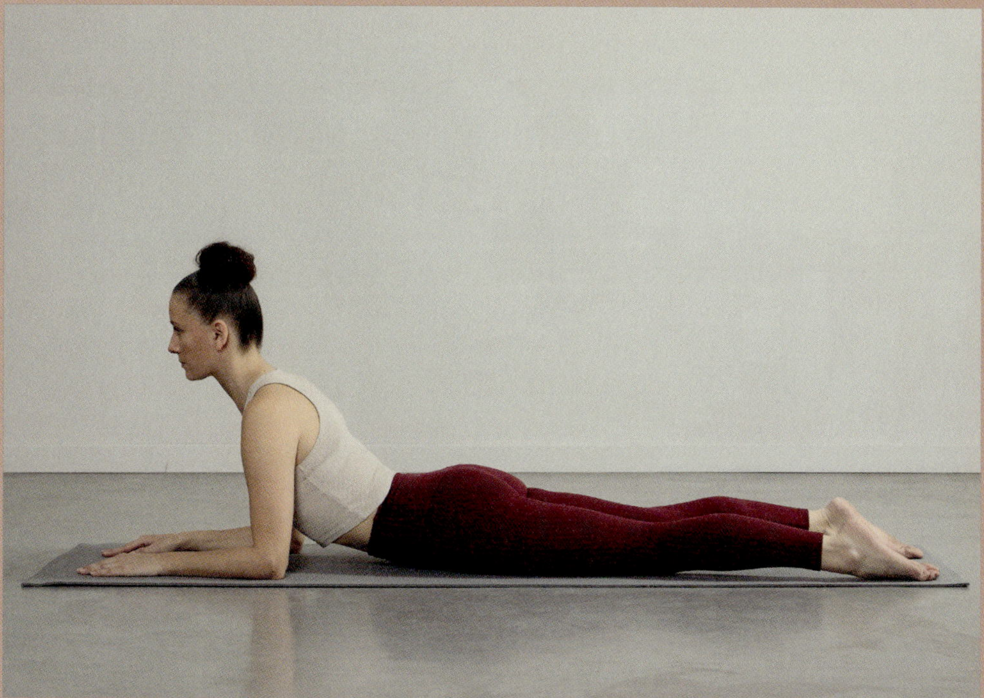

Stehende Vorbeuge

1. Komme in einen aufrechten Stand. Die Füße stehen hüftbreit. Die Knie sind leicht gebeugt. Die Schulterblätter ziehen zueinander. Der Scheitel zieht nach oben. Kippe das Becken nach hinten. Atme tief ein.
2. Ausatmend rolle den Oberkörper Wirbel für Wirbel nach unten. Die Knie bleiben leicht gebeugt. Umschließe die Ellenbogen mit den Händen. Kopf, Schultern und Arme hängen locker nach unten. Der Blick geht Richtung Bauchnabel. Lasse ganz bewusst nochmals los. Genieße die sanfte Dehnung in den Beinen und im Rücken. Schließe die Augen, atme tief, pendle nach Belieben mit dem Oberkörper sanft nach links und rechts. Entspanne immer weiter in die Dehnung hinein. Halte dies 30 Sekunden bis 2 Minuten. Komme einatmend langsam Wirbel für Wirbel wieder nach oben und hebe den Kopf zuletzt. Führe 2 bis 3 Durchgänge durch.

Aufgepasst

Stütze bei Problemen im unteren Rücken beim Hochkommen die Hände auf. Bei zu starker Dehnung in den Beinen beuge die Knie weiter. Damit nicht plötzlich das gesamte Gewicht des Oberkörpers auf dem unteren Rücken lastet, kannst du anfangs einen Stuhl zu Hilfe nehmen, um die Hände darauf abzulegen und dich beim Hochkommen abzustützen.

Problem? Fix it!

- bietet Entspannung für Körper und Geist
- dehnt Beinrückseiten, Waden und Rücken sanft, wirkt wie eine Mini-Massage
- hilft, tief sitzende Verspannungen in Beinen, Rücken und Hals zu lösen
- beruhigt das Nervensystem
- bewirkt eine tiefe Entspannung für den Rücken
- hilft gegen Schmerzen im Rücken, löst Verspannungen
- aktiviert durch die tiefe Atmung den Parasympathikus, reduziert Stress, Angst und innere Unruhe
- ist gut gegen Schmerzen im unteren Rücken nach langem Stehen
- verbessert die Körperhaltung
- fördert die Durchblutung
- ist gut für Hüftgelenk, Knie und ganze Wirbelsäule
- regt die Darmaktivität an und fördert so die Gesundheit

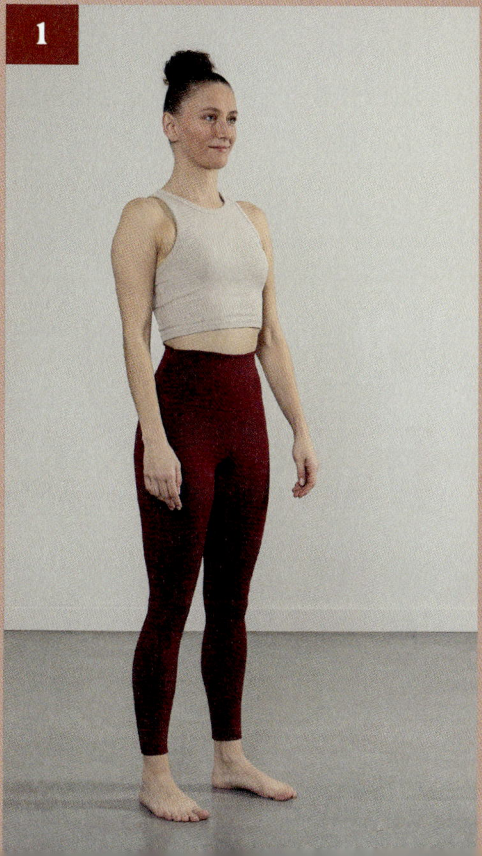

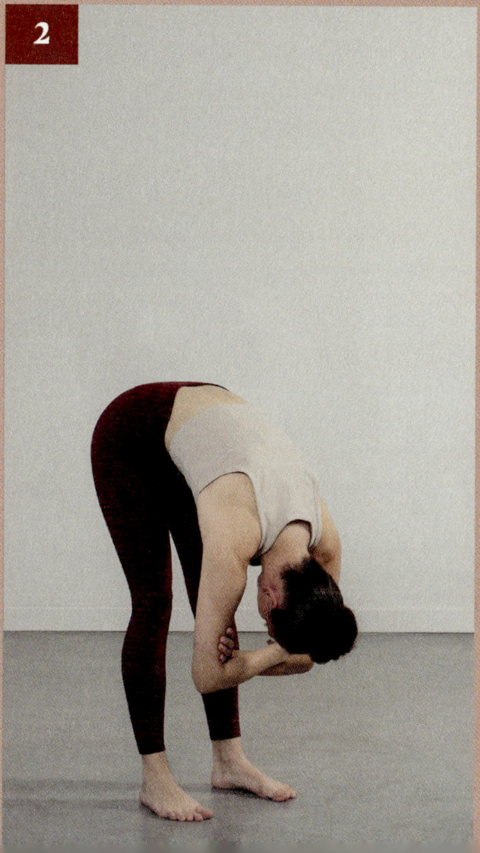

! Beliebte Übung bei Instagram

Oberkörperrotation in der Vorbeuge

1. Komme in einen aufrechten Stand. Die Füße sind etwas weiter als schulterbreit geöffnet, der Stand sollte für dich angenehm und stabil sein. Die Fußspitzen zeigen nach vorne. Das Gewicht ist gleichmäßig auf beide Füße verteilt. Die Knie sind leicht gebeugt.
2. Schiebe die Hüfte leicht nach hinten. Beuge den Oberkörper mit geradem Rücken nach vorne, sodass ein 90-Grad-Winkel in der Hüfte entsteht. Hebe die rechte Hand auf Schulterhöhe, die Fingerspitzen der linken Hand berühren den Boden.
3. Rotiere den Oberkörper nach rechts, indem du den rechten Arm ausatmend senkrecht anhebst. Der linke Arm bildet mit dem rechten Arm eine gerade Linie. Die Fingerspitzen der linken Hand berühren weiterhin den Boden und können helfen, die Drehung in Brust- und Halswirbelsäule weiter zu verstärken. Der Blick folgt der oberen Hand. Die Drehung ist kraftvoll und kontrolliert. Verweile 2 Sekunden, komme kontrolliert und langsam einatmend nach unten und rotiere ausatmend in die andere Richtung. Führe 3 Durchgänge à 10 bis 15 Rotationen durch.

TIPP

Drehe dich sanft und kontrolliert so weit wie möglich – bis an dein persönliches, angenehmes Bewegungsende. Wird die Dehnung in den Beinen zu stark, beuge die Knie leicht.

Problem? Fix it!

Diese dynamische Übung kombiniert Stabilität und Mobilität.

- kräftigt den Oberkörper
- mobilisiert den Oberkörper und stärkt die Beine
- mobilisiert die Hüften
- verbessert die Beweglichkeit der Wirbelsäule
- löst Verspannungen im unteren Rücken
- schult die Koordination
- unterstützt das Herz und regt die Blutzirkulation an
- löst Verspannungen in Hüften und Gesäß
- erhöht die Belastbarkeit der Wirbelsäule
- erhöht die Koordination
- ist durch die Rotation eine sanfte Organmassage
- unterstützt die Verdauung

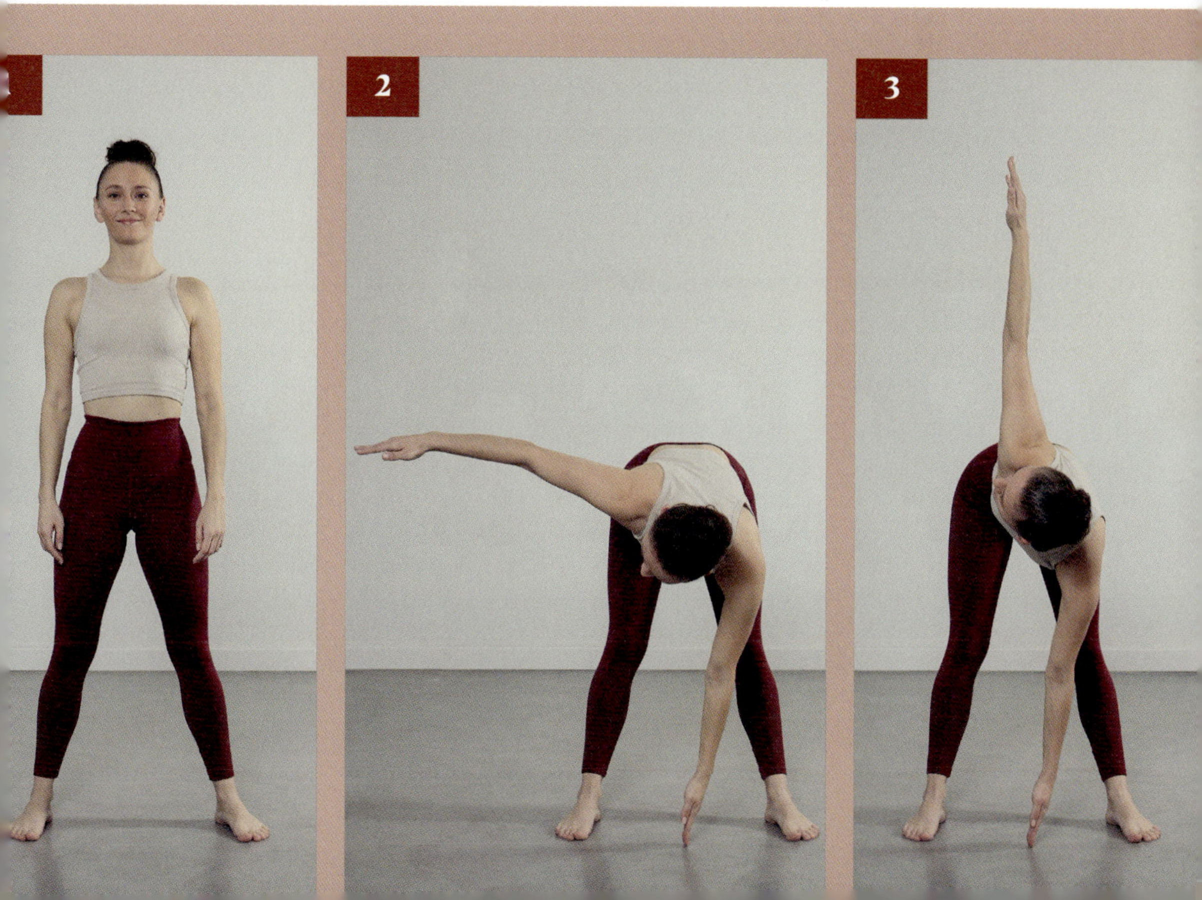

DEINE MORGENROUTINE: STARTE BEWUSST IN DEN TAG

Der Morgen ist ein Geschenk. Wie du ihn beginnst, hat einen enormen Einfluss auf deinen gesamten Tag – auf dein Energielevel, deine Stimmung und nicht zuletzt auf dein körperliches Wohlbefinden. Viele von uns springen direkt aus dem Bett in den Tag, getrieben von Terminen und To-do-Listen. Dabei verpassen wir die Chance, unseren Körper und Geist sanft aus dem Schlaf zu wecken und auf das vorzubereiten, was kommt.

Genau hier setzt deine 2-Minuten-Morgenroutine an. Sie ist dein tägliches Ritual, um deinen Körper achtsam zu scannen, erste Steifigkeiten zu lösen und dein Nervensystem auf Ruhe und Wohlbefinden zu programmieren, bevor der Alltag so richtig losgeht. Es geht bei der Morgenroutine nicht darum, gleich Höchstleistungen zu vollbringen, sondern darum, dem Körper das klare Signal zu geben, dass du dich um ihn kümmerst und dass Bewegung sicher ist und guttut.

Diese wenigen Minuten wirken Wunder. Du förderst die Durchblutung, bringst deine Gelenke auf Betriebstemperatur, weckst deine Muskeln sanft auf und sendest deinem Gehirn positive Botschaften. Das reduziert nicht nur mögliche morgendliche Schmerzen und Steifigkeit, sondern steigert auch deine Konzentrationsfähigkeit und dein allgemeines Gefühl von Leichtigkeit und Energie.

Mach diese 2 Minuten zu deinem nicht verhandelbaren Start in den Tag. Ob direkt im Bett oder daneben – finde den Ort und die Zeit, die für dich passen. Dein Körper wird es dir danken.

Katze-Kuh, aber richtig

1. Komme in den Vierfüßlerstand. Die Hände stehen unter den Schultern, die Knie unter der Hüfte. Die Finger zeigen nach vorne und sind weit gespreizt für einen sicheren Stütz. Die Zehen sind aufgestellt. Der Rücken ist gerade, der Kopf in Verlängerung der Wirbelsäule.
2. Komme ausatmend in den Katzenbuckel: Das Becken führt die Bewegung und kippt nach hinten. Der Bauchnabel zieht nach innen, das Gesäß ist aktiviert, das Schambein zieht zur Wirbelsäule. Der Kopf hängt locker nach unten, der Blick geht zu den Beinen. Die Ellenbogen können minimal gebeugt werden. Atme und genieße die sanfte Dehnung der Muskeln entlang der Wirbelsäule.
3. Komme einatmend über die neutrale Position in die Kuh: Entspanne das Becken leicht und öffne die Brust sanft. Die Schulterblätter ziehen nach hinten unten und zusammen. Gib Druck auf die Handballen. Der Rücken wird lang und der Blick geht nach vorne. Atme und genieße die sanfte Öffnung des Brustraums. Wechsle in fließenden Bewegungen zwischen Katze und Kuh hin und her, wiederhole 30 Sekunden bis 2 Minuten.

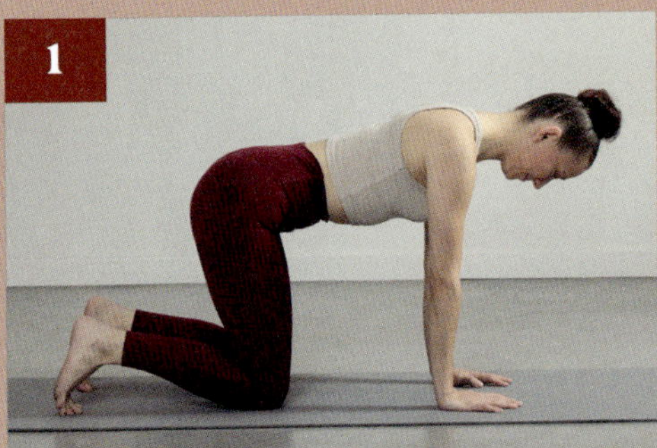

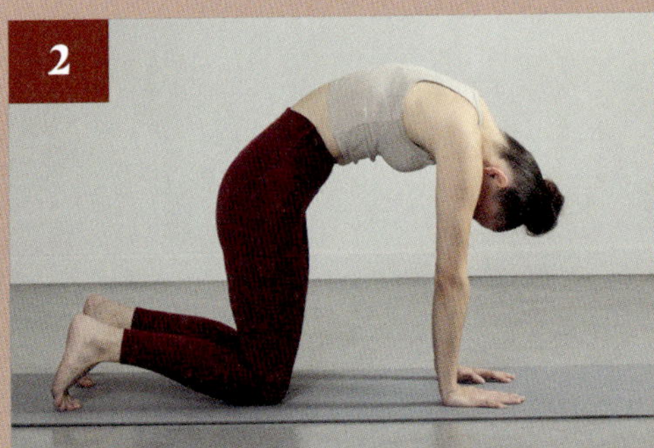

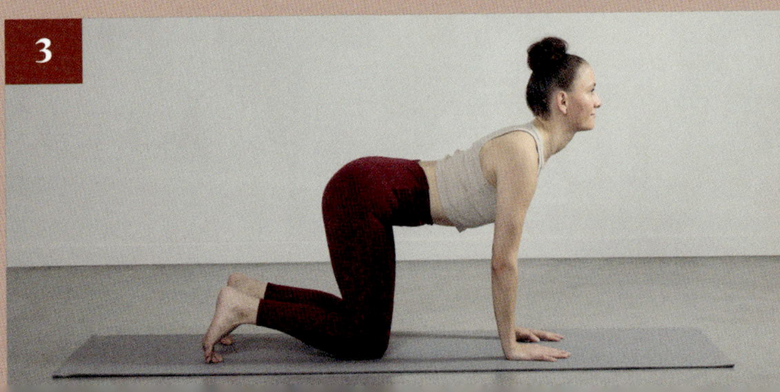

Aufgepasst

Bei Schmerzen im unteren Rücken in der Kuh-Position bringe nochmals etwas mehr Kraft und Spannung in den unteren Rücken.

TIPP

Der Schlüssel für die richtige Ausführung liegt in der richtigen Steuerung. Übe gerne mit einem Spiegel. Eine langsame und kontrollierte Ausführung ist intensiver und wirksamer.

Problem? Fix it!

- stärkt den Beckenboden
- stärkt die Rumpfmuskulatur
- stärkt den Nacken, da er gegen die Schwerkraft arbeiten muss
- mobilisiert Wirbelsäule und Schulterblätter
- ist gut für bewusste Körperkontrolle
- wirkt sanft, aber effektiv
- löst Verspannungen
- fördert die natürliche Beweglichkeit der Wirbelsäule
- trainiert die richtige Ansteuerung, indem man den Rücken bewusst ansteuert und nicht ausweicht
- ist gut für die Handgelenke
- hilft bei Problemen in Armen und Schultern, weil die stabilisierenden Muskeln gestärkt werden
- fördert eine tiefe Atmung
- stabilisiert die Gelenke von Hand bis Schulter
- verbessert die Ansteuerung und Wahrnehmung der einzelnen Segmente der Wirbelsäule und reduziert damit das Verletzungsrisiko
- lindert Nackenschmerzen, die von einer steifen Brustwirbelsäule kommen

! Eine meiner Lieblingsübungen

Ausfallschritt Oberkörper rotieren

1. Komme in einen aufrechten Stand. Setze den linken Fuß nach vorne in einen großen Ausfallschritt. Der hintere Fuß steht nur auf den Zehenspitzen, die Ferse ist angehoben und locker. Bringe die Arme locker vor dem Körper zusammen. Die Zehen des vorderen Fußes liegen locker auf, das Fußgewölbe ist aktiviert. Die Belastung verteilt sich auf Ballen, Außenkante und Ferse. Das vordere Knie ist maximal in einem 90-Grad-Winkel, eher höher. Das Becken ist nach hinten gekippt.
2. Drehe dich ausatmend so weit nach rechts, wie es angenehm möglich ist. Strecke optional den rechten Arm seitlich auf Schulterhöhe, der Daumen zeigt nach oben. Der Blick folgt der seitlichen Hand. Verweile 3 bis 5 Sekunden in dieser angenehmen, öffnenden Position. Rotiere dann nach links, hebe dazu in der Mitte beide Arme. Strecke den linken Arm zur Seite. In die Rotation atmen, nach Belieben etwas federn. Am Ende der Bewegung tief und befreiend atmen. Wechsle dann die Seiten. Führe 2 bis 3 Durchgänge à 2 Minuten pro Seite durch.

1

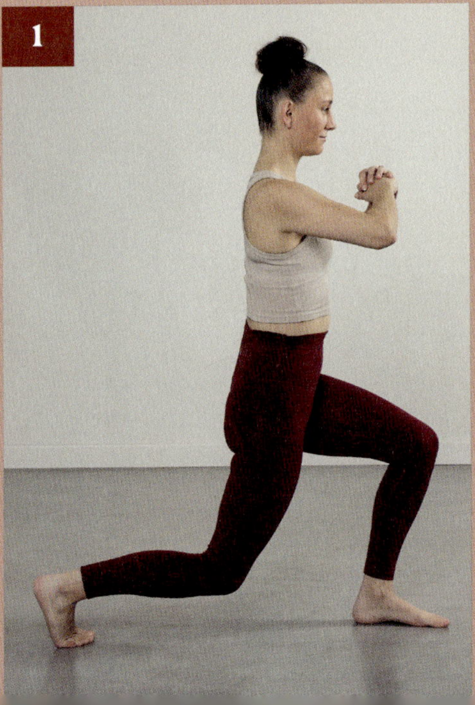

2

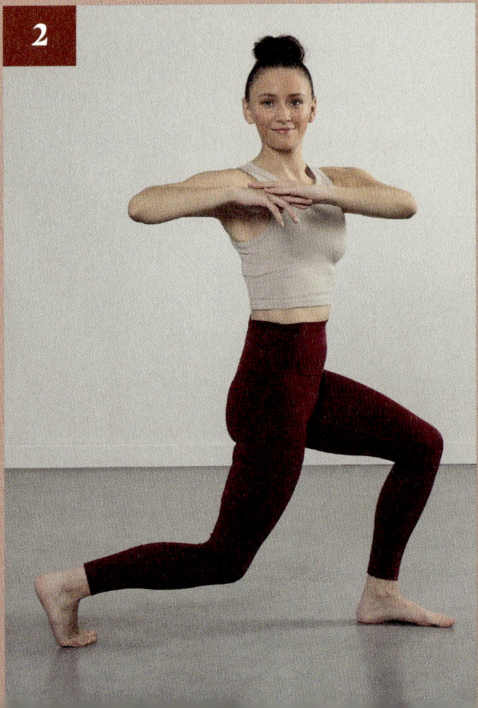

Aufgepasst

Bei Schmerzen im Knie solltest du nicht so tief gehen oder das vordere Knie weiter nach hinten nehmen. Das Knie bleibt hinter der Fußspitze. Nicht ins Hohlkreuz fallen, nicht mit Schmerzen im unteren Rücken ausführen.

TIPP

Die Rotation mobilisiert die Brustwirbelsäule, die Position der Arme mobilisiert die diagonalen Faszienketten und sie öffnet die Seiten. Die Armposition darf am Bewegungsende kreativ variiert werden. Versuche hier, die im Körperscan festgestellten Einschränkungen durch die Armposition zu lösen.

Problem? Fix it!

Diese ganzheitliche Kräftigung von Gesäß- und Beinmuskulatur:

- aktiviert und stärkt Oberschenkelmuskeln, Gesäß und (tiefe) Rumpfmuskulatur
- öffnet und dehnt Brustkorb und Arme, befreit die Atmung
- mobilisiert und stabilisiert die Hüfte
- lindert Knieschmerzen
- bringt mehr Stabilität, ist gut für den Alltag, reduziert das Sturzrisiko
- schützt die Bandscheiben, ist gut für die Wirbelsäule
- reduziert die Belastung der Lendenwirbelsäule
- lindert und beugt Rückenschmerzen vor
- steigert die Schulterbalance
- fördert die Koordination
- sorgt für eine bessere Aufrichtung

Kopfkreisen ohne Angst

1. Setze dich aufrecht auf einen Stuhl. Der Kopf ist in Verlängerung der Wirbelsäule. Die Schultern ziehen weg von den Ohren. Ziehe das Kinn Richtung Hals ins Doppelkinn. Spüre bewusst die Dehnung vom Hinterkopf über den Nacken bis zur Schulterpartie. Achte während der gesamten Übung darauf, dass die Brustwirbelsäule aufgerichtet ist.
2. Kreise dann den Kopf achtsam und kontrolliert nach rechts. Das rechte Ohr wandert Richtung rechte Schulter. Genieße die Dehnung von der linken Schulter bis zum linken Ohr.
3. Hebe nun langsam das Kinn und bringe den Kopf so nach hinten. Lasse dabei nicht einfach den Kopf in den Nacken fallen, sondern behalte die Länge im Hinterkopf und strecke bewusst das Kinn nach oben. Kontrolliere die Position der Schultern: Sie ziehen nach hinten unten. Nimm die Dehnung vom Kinn bis zum Brustbein wahr. Führe den Kopf dann nach links, linkes Ohr Richtung Schulter. Komme zuletzt wieder mit dem Kinn nach vorne in die Mitte. Verweile an verspannten Stellen und atme in die Verspannung. Kreise 1 bis 2 Minuten.

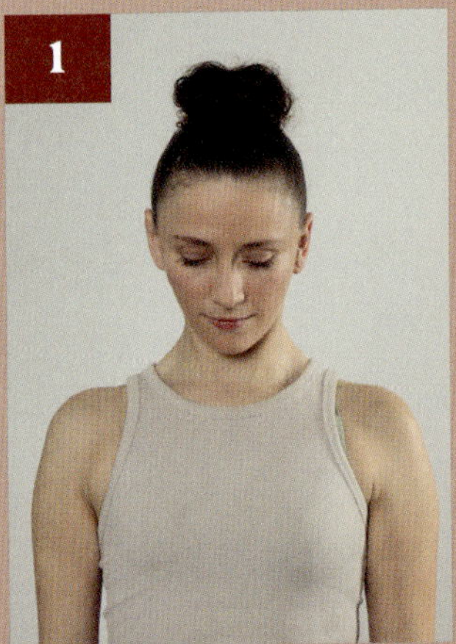

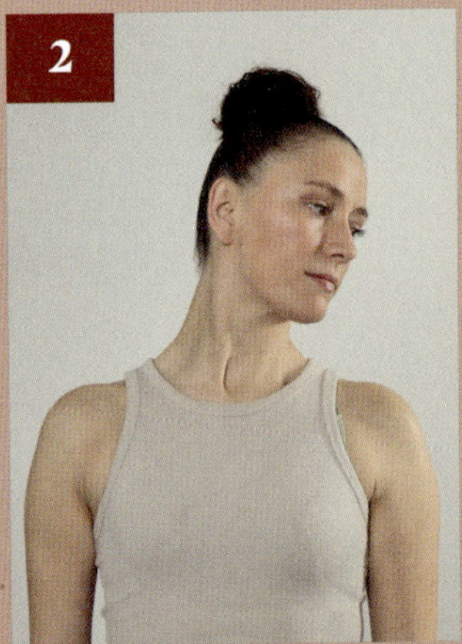

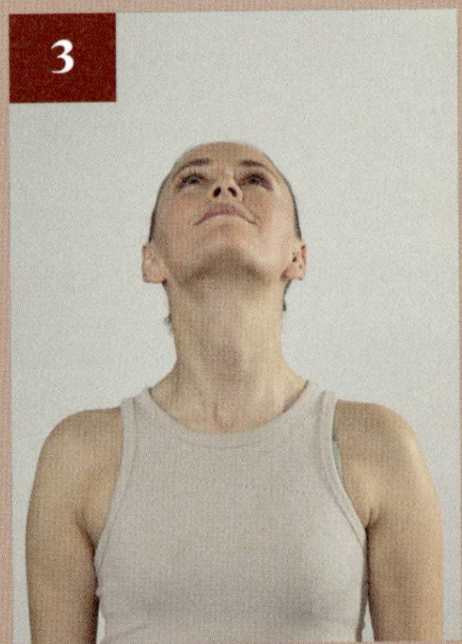

Aufgepasst

Bei Nackenproblemen oder Neigung zu Schwindel solltest du nur bis zu den Seiten kreisen und den Kopf nicht in den Nacken legen.

TIPP

- Übe zur besseren Kontrolle vor einem Spiegel. Führe die Bewegungen sanft und achtsam aus, das Kreisen und Öffnen soll angenehm und entspannt sein.
- Führe vorher einen Körperscan durch und übe dann die einzelnen Grundbewegungen wie Kopf beugen und strecken.

Problem? Fix it!

- lindert Schmerzen in Nacken und Kopf
- sorgt dafür, dass die Seite, auf der du öffnest, gedehnt und die Gegenseite aktiviert wird
- ist gut gegen Schwellungen im Gesicht
- aktiviert den Lymphfluss, fördert die Durchblutung
- löst kurzfristig Nackenverspannungen und -schmerzen
- kann Ohrgeräusche und -druck minimieren
- verbessert die Beweglichkeit im Schulter-Nacken-Bereich
- reduziert Kopfschmerzen
- hilft gegen Tinnitus
- wirkt entspannend

! Beliebte Übung bei Instagram

Kopfmassage

1. Setze dich aufrecht und bequem hin. Lege deine leicht gestreckten Finger von oben auf den Kopf. Schiebe die Kopfhaut mit den Fingern vor und zurück.
2. Lege die Daumen hinten am Übergang von Nacken zu Schädel an, setze die Finger leicht gespreizt auf, massiere kreisend von oben nach unten, von unten den Kopf herauf und wie es sich für dich gut anfühlt. Lege dann den Zeigefinger hinter das Ohr, den Mittelfinger vor das Ohr. Kreise und massiere hoch und runter.
3. Beiße die Zähne zusammen und erspüre, wo die Muskeln arbeiten. Setze dort die Finger oder Handballen auf. Löse die Anspannung und massiere und kreise den Kiefer locker. Du kannst die Finger nun auch an den Augenknochen und den Schläfen aufsetzen. Massiere pro Position mindestens 30 Sekunden. Lockere zum Schluss dein Gesicht aus, indem du einmal laut durch die Lippen ausatmest und die Lippen dabei vibrieren lässt. Wackle mit deinem Kinn nach Belieben hin und her.

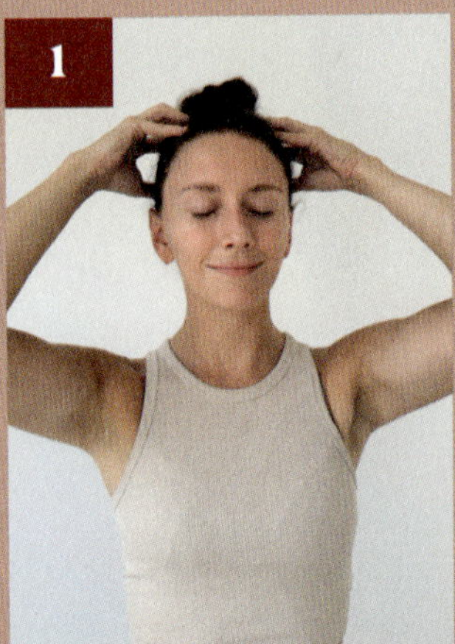

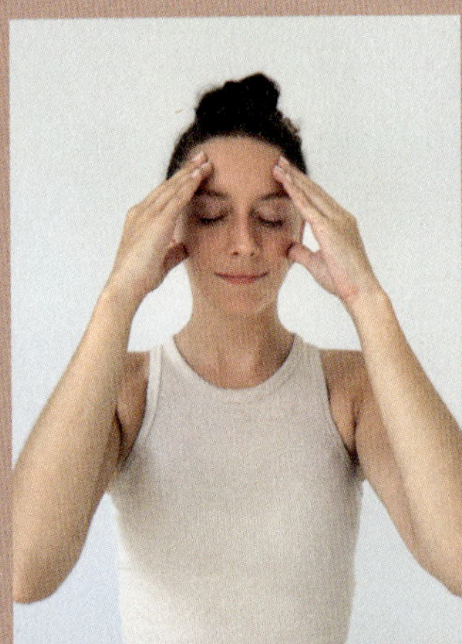

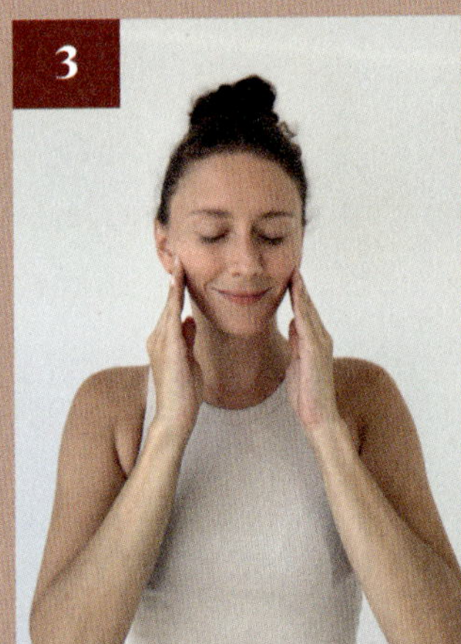

Aufgepasst

Da Stress sich oft unbewusst im und am Kopf niederschlägt, hilft sanfter Druck, um lokale Schmerzen und Verspannungen zu lindern.

TIPP

Hier ist es wichtig, dass dir das Massieren guttut. Beginne an der Stelle, wo du es am nötigsten hast, kreise oder bewege die Finger, wie es für dich am angenehmsten ist. Diese lockernde Massage kannst du am ganzen Körper durchführen – eben dort, wo die meisten Verspannungen sind oder du spürst, dass es von dieser Stelle bis zum Kopf zieht. Massiere dort ruhig länger.

Problem? Fix it!

- ist eine wirksame Selbsthilfemethode
- ist wunderbar entspannend für den ganzen Körper, da das Nervensystem beruhigt wird
- ist eine bewusste Auszeit für dich
- sorgt für eine tiefere, ruhigere Atmung
- verbessert die Durchblutung und Nährstoffversorgung
- fördert einen besseren Schlaf
- hilft bei Übelkeit, Migräne, Tinnitus und als Schmerzlinderung gegen Stress
- eignet sich gut gegen Kieferschmerzen, CMD *(craniomandibuläre Dysfunktion)*, Zähneknirschen, verwaschene Sprache, Knacken beim Reden und Essen, bessere Kieferöffnung
- löst Nackenschmerzen und Schwindel
- ist gut gegen Falten, für schöne Haut, für einen freien Kopf, weniger Spannung

DEINE ABENDROUTINE: LASSE DEN TAG LOS

Nach einem langen Tag gefüllt mit Terminen, Herausforderungen und vielleicht auch Stress, verdienen dein Körper und dein Geist einen Moment des Innehaltens. Der Abend bietet die perfekte Gelegenheit, bewusst Ruhe zu finden, Spannungen abzubauen und dich auf einen erholsamen Schlaf vorzubereiten. Oft nehmen wir die Anspannung des Tages unbewusst mit ins Bett. Verkrampfte Schultern, ein angespannter Nacken oder unruhige Beine sind dann häufig die Folge und stören nicht nur das Einschlafen, sondern auch die Qualität unseres Schlafes.

Deine 2-Minuten-Abendroutine ist dein tägliches Ritual, um den Tag bewusst abzuschließen. Sie hilft dir, körperliche und mentale Lasten loszulassen und dein Nervensystem zu beruhigen. Es geht darum, das Gedankenkarussell zu verlangsamen und deinem Körper zu signalisieren, dass er entspannen und regenerieren darf.

Diese wenigen Minuten vor dem Schlafengehen wirken Wunder. Du förderst die Entspannung in Muskeln und Faszien, hilfst deinem Gehirn, zur Ruhe zu kommen und bereitest den Boden für eine tiefe, erholsame Nacht. Weniger Schmerzen, mehr Entspannung und ein erfrischtes Aufwachen sind das Ergebnis.

Mache diese 2 Minuten zu deinem persönlichen Tagesausklang. Ob im Bett, daneben oder auf dem Boden – finde den Ort und die Zeit, die für dich passen. Falls du mehr Zeit oder Lust hast, kannst du jederzeit weitere 2-Minuten-Übungen hinzufügen oder die Routine einfach verlängern.

! Beliebte Übung bei Instagram

Ausschütteln

1. Suche dir einen ruhigen Ort, an dem du ungestört bist. Mache deine Lieblingsmusik an. Die Füße stehen schulterbreit, die Arme hängen entspannt neben dem Körper. Die Knie sind leicht gebeugt. Ziehe die Schultern einmal nach oben und nach unten und lockere sie. Schüttele einmal alles aus.
2. Beuge und bewege die Knie locker zur Musik, federe etwas auf und ab. Lasse die Bewegung sich in den ganzen Körper ausbreiten, so wie es dir guttut. Jede Bewegung, die dir guttut, ist erlaubt. Der Kopf ist entspannt, aber hängt nicht und darf mitwippen. Gehe langsam zum Schwingen über, du darfst rotieren, strecken, beugen ... wie du möchtest. Achte nur auf fließende Bewegungen. Du darfst auch das Tempo nach deinem Wunsch variieren. Die Übung soll dir Entspannung und Befreiung geben. Atme dabei tief und frei. Schließe die Augen, wenn dir danach ist. Sei ganz bei dir und deinem Körper. Lasse alle Spannungen und negativen Dinge los. Schwinge, so lange es dir guttut. Lasse die Bewegungen langsam weniger werden. Starte mit 1 bis 2 Minuten, aber auch 5 bis 10 Minuten sind möglich. Schließe danach die Augen und spüre nach, wie es dir jetzt geht.

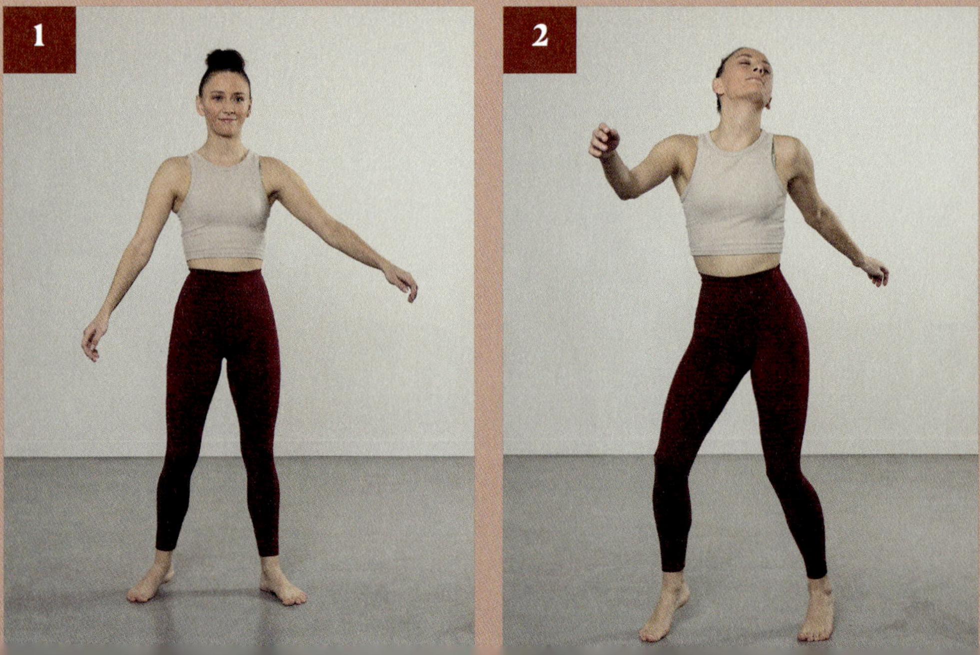

Aufgepasst

Der Körper oder einzelne Körperteile dürfen kribbeln, aber du solltest keine Schmerzen haben. Bewege dich nur so, wie es dir guttut. Beende die Übung, wenn dir schwindelig werden sollte.

Diese Übung ist gleichzeitig ein Mini-Körperscan, der dir zeigt, wo du Blockaden und Verspannungen hast.

TIPP

Wenn du die Übung abends machst, schwinge sanfter, lasse die Emotionen los und fördere so die Entspannung. Wenn du morgens schwingst, wähle schnellere Musik und hole dir so Frische und Energie für den Tag. Die Musik hilft dir, den Kopf auszuschalten und mögliche Hemmungen zu überwinden.

Problem? Fix it!

Diese Übung ist der natürliche Weg zu Entspannung und innerer Ruhe und wirkt auf Körper und Geist.

- fördert innere Ruhe und tiefe Entspannung von Körper, Geist und Nervensystem
- baut Anspannungen, Traumata, Stress, Angst, Wut und Unruhe ab
- holt dich aus dem Kampf-oder-Flucht-Modus
- löst angestaute Energien für ein Gefühl von Leichtigkeit und Loslassen
- macht vital und lebendiger
- sorgt für eine ruhigere Atmung
- ist gut für das Herz, fördert Durchblutung und Lymphfluss
- ist gut gegen Schmerzen in den Gelenken
- verbessert Körperwahrnehmung und Achtsamkeit
- wirkt wie eine sanfte innere Massage

Liegende Rumpfrotation

1. Komme in Rückenlage auf deine Matte. Stelle die Beine auf. Die Arme sind auf Schulterhöhe seitlich gestreckt. Die Handflächen zeigen zum Boden. Strecke das rechte Bein.
2. Bringe das linke Knie über das rechte Bein zum Boden. Lege die rechte Hand auf das linke Knie und drücke es ganz sanft weiter Richtung Boden. Der Kopf dreht behutsam zur anderen Seite. Die Schultern bleiben am Boden. Verweile ein paar Atemzüge und komme zurück zur Mitte. Wechsle die Beine und drehe dich zur anderen Seite. Halte jede Seite 30 bis 60 Sekunden. Führe 2 bis 3 Wiederholungen pro Seite durch.

Aufgepasst

Bringe dein Knie nur so weit zur Seite, dass es angenehm für dich ist.

Problem? Fix it!

- befreit und mobilisiert die Wirbelsäule, bringt die Wirbelsäule aus der gebeugten Haltung in die komplette Länge
- dehnt die seitliche Rumpfmuskulatur
- dehnt Brustwirbelsäule und Flanken
- mobilisiert die Wirbelsäule, löst Steifheit, reduziert Schmerzen
- löst Blockaden und Verspannungen vor allem im unteren Rücken
- ist gut für die Bandscheiben, da sie be- und entlastet werden
- ist wohltuend bei Problemen im Iliosakralgelenk und im unteren Rücken
- löst Verspannungen in Hüfte und Gesäß
- verbessert die Körperwahrnehmung

1

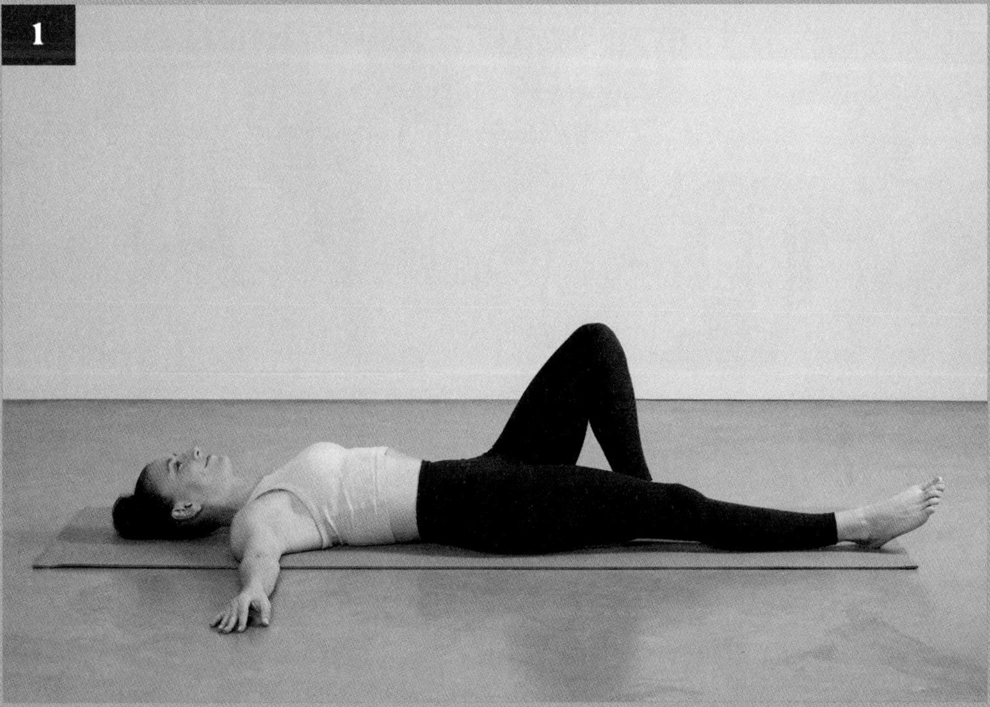

2

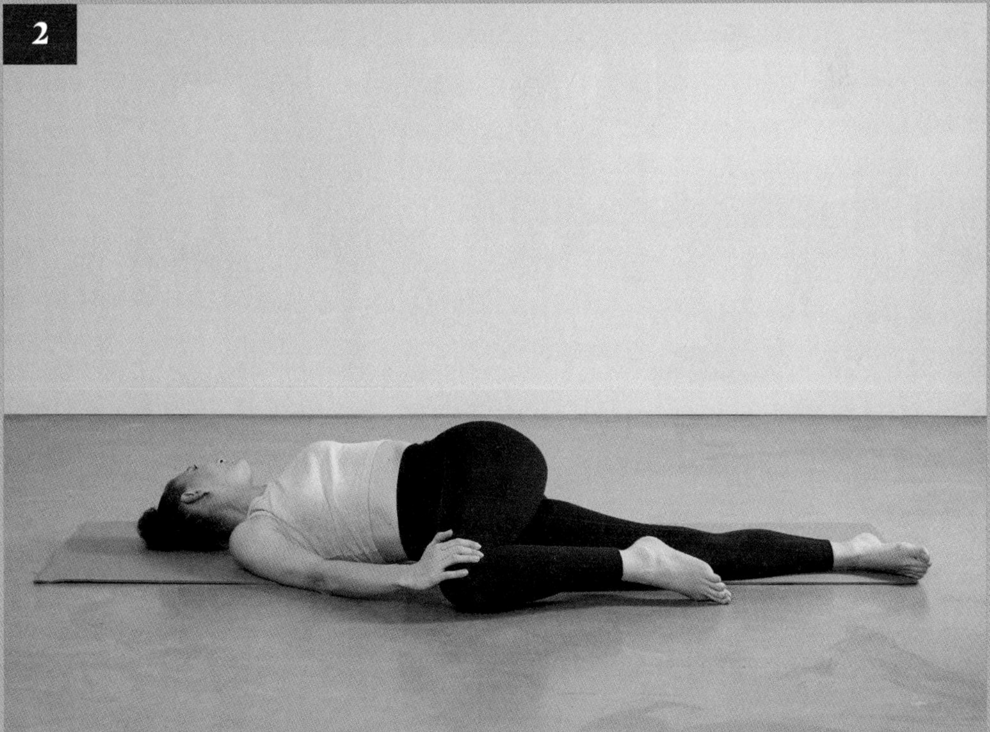

Becken rotieren und ausschütteln in Seitenlage

1. Lege dich in Seitenlage auf eine Matte oder eine weiche Unterlage. Winkle die Beine vor dem Körper leicht an.
2. Kippe dein Becken abwechselnd vor und zurück. Die Knie bleiben dabei übereinander. Übe 1 bis 2 Minuten und drehe dich dann auf die andere Seite.

TIPP

Variiere die Knieposition, um den perfekten Winkel für dich zu finden. Wenn es sich gut anfühlt, lege ein Kissen unter den Kopf oder zwischen die Knie. Die Haltung soll für dich entspannt und angenehm sein.

Problem? Fix it!

Diese somatische Übung für Körper und Geist:

- mobilisiert die Hüfte, die durch langes Sitzen immobil wird
- mobilisiert das Iliosakralgelenk und die Lendenwirbelsäule
- befreit den Rücken und beruhigt das Nervensystem
- sorgt für eine tiefe Entspannung der Hüftmuskulatur (vor allem des Hüftbeugers, der häufig durch den Kampf-oder-Flucht-Modus angespannt ist), unterstützt die Beweglichkeit des Beckens
- ist gut bei unruhigen Beinen
- fördert die Durchblutung
- lindert Verspannungen im unteren Rücken
- beruhigt das Nervensystem und reduziert Stresshormone

1

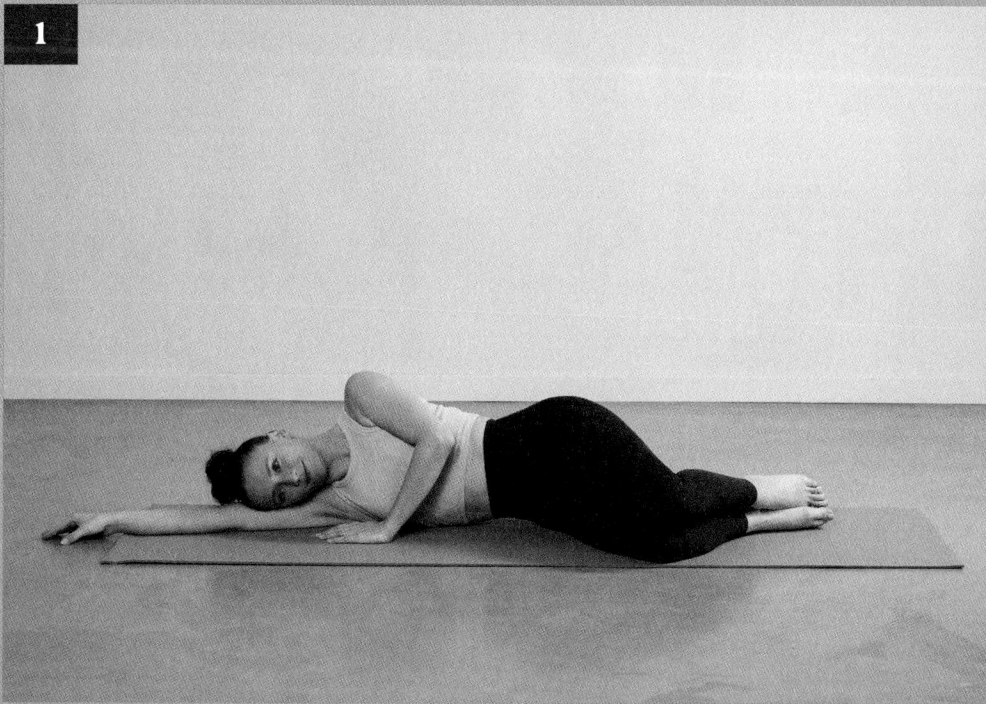

2

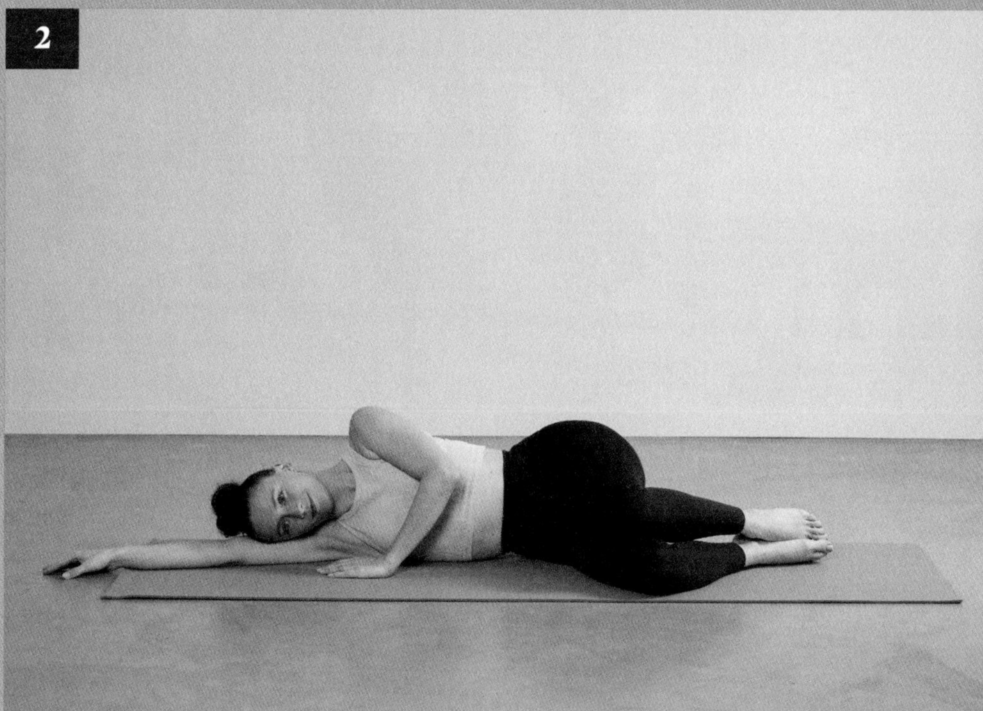

Schlusswort

Du hast es bis hierher geschafft – das ist großartig! Dieses Buch hat dir einen Werkzeugkasten an die Hand gegeben, um mit nur 2 Minuten am Tag einen echten Unterschied für dein Wohlbefinden zu machen, denn dein Körper reagiert auf deine Gewohnheiten und auf deinen Alltag, und da kannst du viel verändern – gewusst wie. Und glaube mir: Es gibt noch so viele weitere Übungen und Möglichkeiten, deinem Körper Gutes zu tun und ihn zu stärken.

Vielleicht spürst du schon erste Erfolge oder du denkst dir: »Das ist ein guter Start, aber ich brauche noch mehr.« Ich kenne diese Gefühle nur zu gut. Als Physiotherapeutin habe ich unzählige Menschen begleitet, die dachten, ihr Körper sei »kaputt« und die keinen Ausweg sahen. Genau das hat mich angetrieben, mein Konzept zu entwickeln. Meine Mission ist es, dir das Beste für deine Gesundheit zu ermöglichen – weil ich weiß, dass es einen Weg gibt, sich besser zu fühlen, auch wenn der aktuelle Schmerz noch so hartnäckig ist.

Du bist nicht kaputt. Dein Körper ist ein Wunderwerk, das nur die richtigen Impulse und die passende Unterstützung braucht. Manchmal reicht das Buch, manchmal braucht es einen individuellen Blick, um den perfekten Weg für dich zu finden.

Deshalb möchte ich dir sagen: Wenn du merkst, dass du nicht weiterkommst, dir mehr Unterstützung wünschst oder eine noch persönlichere Begleitung brauchst, dann melde dich gerne bei mir. Ich arbeite auch online als Coach und biete dir eine ganzheitliche Betreuung an – mit maßgeschneiderten Übungen und auch mentaler Begleitung. Wir schauen uns gemeinsam an, was du brauchst, um wirklich voranzukommen und das Wohlbefinden zu erreichen, das du dir wünschst. Lass uns gemeinsam den richtigen Weg für dich finden, indem ich dich bei einem persönlichen Coaching begleite. Ich nehme mir gerne die Zeit und unterstütze dich bei deinem (Körper-) Wandel.

Über die Autorin

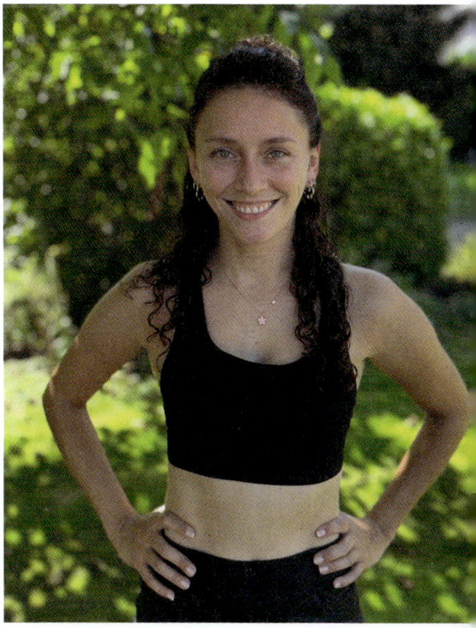

Michelle Lawin ist Physiotherapeutin aus Leidenschaft und hat das »2-Minuten-Physio-Konzept« auf der Basis aktueller Forschung entwickelt. Seit vielen Jahren begleitet sie Menschen dabei, Schmerzen zu überwinden und wieder mehr Freude an Bewegung zu finden. Ihre Mission ist es, Wissen verständlich zu vermitteln und praktische, leicht umsetzbare Werkzeuge für den Alltag an die Hand zu geben. Sie ist überzeugt, dass jeder die Kraft hat, sein Wohlbefinden selbst in die Hand zu nehmen – oft genügen schon kleine, regelmäßige Impulse, um Großes zu bewirken. Diese Superkraft in jedem von uns zu aktivieren, ist ihr Antrieb.

Mit diesem Buch teilt sie ihr Wissen und ihre Erfahrung, um dich auf deinem Weg zu mehr Bewegungsfreiheit und Lebensqualität zu unterstützen. Da sie als Physiotherapeutin und am eigenen Körper erfahren hat, wie viel Macht wir selbst über unser Wohlbefinden haben, brennt sie dafür, dieses Wissen in diesem Buch weiterzugeben. Wichtig ist ihr, dass wir uns etwas vom Digitalen entfernen und lernen abzuschalten.

Mehr zu Michelle und ihrem Coaching erfährst du unter: www.körperwandel.de

Auf Instagram findest du Michelle unter @koerperwandel

Dank

Danke an meinen Körper – alles, was uns passiert, hat einen Sinn. Durch die liebevollen Signale meines Körpers – meine Beschwerden – bin ich mit Herz und Seele und ganz viel Leidenschaft zur Physiotherapie gekommen. Danke für all die Erfahrungen in meinem Leben, die mich an diese Stelle gebracht haben. Denn niemand hat gesagt, dass Wachsen und Verändern einfach ist.

Danke an die starken Frauen in meinem Leben: Meine Mutter, die mich immer unterstützt, meine Ideen und Leidenschaft befeuert und jeden Kampf mitgemacht hat. Danke an meine Bio-LK-Lehrerin, die meine Begeisterung für Biologie und Gesundheitswissen entfacht und mir gezeigt hat, wie wichtig der Körper ist. Das war der Anstoß, der alles verändert hat.

Danke an den Verlag, dass er mir die Möglichkeit gibt, dieses Wissen so wunderbar und nicht digital an euch weitergeben zu dürfen.

Danke, Sarah, dass du da bist und mir hilfst, Worte für meine Gedanken zu finden.

Vielen Dank auch an Bettina für die wunderbaren Fotos – du hast wirklich alles gegeben. Den Spagat werde ich nie vergessen.

Ein ganz besonderer Dank an meinen Papa, der mir immer gesagt (und selber danach gelebt) hat: »Mach das, was dir Freude macht; such dir eine Arbeit, die dich glücklich macht. Der Job ist dein halbes Leben, aber kümmere dich auch um deine Gesundheit, Freunde, Soziales … Sorge dafür, dass du dein Leben genießen kannst.«

Danke an alle meine Leser*innen, dass ihr euch mit mir auf diesen Weg macht und Lösungen sucht, um euer Wohlbefinden zu steigern. Danke an meine Follower*innen und alle Menschen, die ich ganzheitlich auf ihrem Weg begleiten darf.

Übersicht 2-Minuten-Übungen

Quellen

Zur Verbindung Psyche-Körper-Immunsystem:

Segerstrom, S. C.; Miller, G. E. (2004): »Psychological stress and the human immune system: a meta-analytic study of 30 years of inquiry«. *Psychological Bulletin*, 130(4). S. 601–630

Watkins, L. R.; Maier, S. F. (2002): »Beyond brain and immunity: the concept of neuroimmune interactions«. *Nature Reviews Neuroscience*, 3(9). S. 717–727

Zum Einfluss von Stress auf Schmerzen und Muskulatur:

Linton, S. J.; Shaw, W. S. (2011): »Occupational psychosocial factors and the prevalence of low back pain: a systematic review«. *Journal of Occupational Health Psychology*, 16(4). S. 517–533

Vaegter, H. B.;Overgaard, D. E. (2020): »The role of stress in chronic pain: a systematic review«. *Pain and Therapy*, 9(3). S. 511–532

Zu Neuroplastizität (Fähigkeit des Gehirns, sich anzupassen) und Schmerzgedächtnis:

Flor, H. (2015): »Pain: Clinical neuroscience and mechanisms«. *Annual Review of Psychology*, 66. S. 73–100

Moseley, G. L.; Butler, D. S. (2017): *Explain Pain Supercharged.* NOI Group Publications

Zur Rolle der Ernährung bei Entzündung und Schmerz:

Minihane, A. M., et al. (2015): »Low-grade inflammation, diet composition and health: current research and future perspectives«. *Proceedings of the Nutrition Society*, 74(1), S. 1–14

Patterson, E., et al. (2018): »Health implications of high dietary omega-6 polyunsaturated fatty acids«. *Journal of Nutrition and Metabolism*, 2018, 2686195

Zur Bedeutung des Schlafs:

Finan, P. H., & Smith, M. T. (2018): »The comorbidity of pain and sleep: mechanisms and clinical implications«. *Psychological Bulletin*, 144(7), S. 651–692

Über das Knacken der Gelenke (Kavitation):

Brodeur, R. (1995): »The audible release associated with joint manipulation«. *Journal of Manipulative and Physiological Therapeutics*, 18(3), S. 155–164

Kawchuk, G. N., et al. (2015): »Real-time visualization of joint cavitation«. *PLoS One*, 10(4), e0119470